被災地の子どもの こころケア

東日本大震災のケースからみる支援の実際

編著◎松浦直己
著◎八木淳子・福地成・桝屋二郎

中央法規

はじめに

　2011（平成23）年3月11日に発生した東日本大震災は、多くの人命を奪い、いくつもの地域を壊滅状態に陥れた未曾有の大災害であり、被災地の子どもたちのこころの健康にさまざまな影響を及ぼしています。揺れの恐怖と壮絶な光景の目撃、家族や友達の喪失、家や保育所・幼稚園・学校の損壊、避難所生活や転居・転校、家族や地域の離散、ストレス状況下での生活の遷延など、子どもたちが体験した出来事はあまりにも大きく、筆舌に尽くし難いものでした。
　筆者は、発災直後から、岩手県の沿岸被災地での子どもの「こころのケア」に携わり、現地での週1回の児童精神科診療を継続し、児童精神科医療の立場から、被災地の子どもたちの「こころの復興過程」を見続けてきました。いわゆる「急性期」を過ぎると、壊滅状態に陥ったコミュニティが再生の歩みを進める一方、ひっそりと病理性が深まってゆく親子も少なからず存在し、心的外傷性悲嘆による症状を抱えたまま数年が経過して受診に至る子ども、"あいまいな喪失"や家族のメンタルヘルス危機の影響を受けて学校不適応となっている子ども、震災を契機に家族基盤の脆弱性が顕在化する世代間の病理、長引くストレス状況下での生活が子どもたちの発達に与える影響など、未曾有の大災害が地域に与えた打撃とその影響は計り知れない範囲に広がっています。発災から7年を経た現在でもなお、こころのケアを必要とする子どもたちが確実に存在しているのです。しかも、年を経るごとにコミュニティや個人の復興の度合いに格差が生まれ、それは徐々に拡大し続けています。誰も経験したことのない大規模災害ゆ

え、被災者や支援者にとって、その復興過程も初めての体験の連続であり、予想を超えたさまざまな出来事が年々積み重なっていきました。

そのため、こころのケアのニーズはいまだ大きいにもかかわらず、激甚被災地を含む東北被災3県（岩手・宮城・福島）の沿岸地域には、子どものこころのケアの専門家や専門機関はごく限られた数しか存在しません。現地で診療や支援活動を継続しているからこそみえてくる、子どもたちの現状や、今なお必要とされる支援ニーズについて、世の中に広く知ってもらい支援継続に結びつけていくこと、さらには、自然災害が多いわが国の次なる災害対策につながるよう、被災地の現状と課題を伝え続けていくことが必要です。

このたび、そのような考えを一つにする、岩手・宮城・福島の3人の児童精神科医が、各々の活動領域で得られた情報を共有し、共に歩んできた互いの臨床・支援活動を振り返り、発災から5年以上が経過した被災地の子どものメンタルヘルスの現状と課題について、一冊の本にまとめる運びとなりました。岩手県被災地で子どものトラウマケア（児童精神科診療）を続けてきた筆者（岩手医科大学神経精神科学講座／いわてこどもケアセンター）と、宮城県被災地で幅広く地域・コミュニティ支援、啓蒙活動に尽力されてきた福地成先生（みやぎ心のケアセンター）、福島県被災地で学校を中心とした支援活動を継続されてきた桝屋二郎先生（福島大学子どものメンタルヘルス支援事業推進室）が、それぞれ、医療支援、地域支援、学校支援の立場から、事例を通して臨床・支援活動の様子を紹介します。

さらに、我々は前述のような活動を通して、震災後に生まれた子どもたちについて「落ち着かない」「集団活動ができない」という多くの保育士・幼稚園教諭・現地支援者からの訴えがあることに気がつきました。震災を直接経験していない子どもたちのメンタルヘルスに何

はじめに

が起こっているのか。志を同じくする児童精神科医3人（岩手・宮城・福島をそれぞれ担当）が協力し、各県の激甚災害地区の保育所を対象として、子どもや保護者にアンケート調査や面接等を実施し、要支援児および保護者に継続的に治療的介入を行ったうえで、15歳になるまで縦断的に評価し、その治療介入効果を検証する研究を実施することとしました。この研究をスタートするにあたり、子どもの非行や反社会的行動について造詣の深い教育家である松浦直己先生（三重大学）にもチームに加わっていただきました。松浦先生には、現在までの研究成果と進捗状況についての章の執筆をご担当いただきました。

　本研究「東日本大震災後に誕生した子どもとその家庭への縦断的支援研究」は、東日本大震災から5年経過した2016（平成28）年、岩手・宮城・福島の甚大被害地域の子どもとその保護者223組と保育士に参加いただいて始まりました。調査を通じて、子どもの認知発達や行動・情緒の問題、保護者の精神衛生、家庭の社会経済的状況など、標準化された尺度を使用して多面的に評価し、12年にわたり同じ集団を見守り続けていく計画です。被災地の状況はまだまだ不安定であり、とくにハイリスクな子どもやその保護者には、より積極的でインテンシィブな支援が必要です。この調査研究を通して、発達やメンタルヘルスに関して支援や介入を必要とする子どもとその保護者を早期に発見し、適切なサポートを提供しつつ、長期的に見守り続けていくことを目指しています。

　本書が、自然災害後の子どものこころのケアの実際を伝え、必要な支援計画策定のヒントの一助となることを執筆者一同、こころから願っています。

2018年11月

岩手医科大学神経精神科学講座／いわてこどもケアセンター　八木淳子

Contents

はじめに

第1章 医療の場面から　八木淳子

1 医療現場における支援活動
- しくみづくりの発端 …………………………………………………… 2
- 災害時のこころのケアにおける「医療」の役割とニーズ ………… 2
- 現地拠点の早期設置と「子どものこころのケア推進プロジェクト」 … 4
- いわてこどもケアセンターの開設とその機能 ……………………… 4
- 被災地域を中心とした多職種症例検討会の継続 …………………… 5

2 ケースからみる支援の実際

CASE 1
震災から5年目でようやく当時のことを話し始める（Aちゃん・8歳・女子）
── 子どもの心的外傷性悲嘆 ………………………………………… 6

CASE 2
頭痛や腹痛、意識消失発作を繰り返し、不登校に（Bくん・14歳・男子）
── 子どものPTSD（トラウマ反応の身体化、遅発性PTSD） ……… 13

CASE 3
サイレンを怖がり、集団不適応となる（Cちゃん・6歳・女子）
── 子どものPTSD（ポスト・トラウマティック・プレイ） ………… 20

CASE 4
夜中に突然激しく泣き叫ぶ（Dちゃん・5歳・女子）
── 夜驚症（過覚醒反応） …………………………………………… 28

CASE 5
喪失体験によりうつ症状や不眠を呈する（Eくん・14歳・男子）
── PTSD（トラウマ反応の行動化）、心的外傷性悲嘆 …………… 36

CASE 6
不登校で自閉スペクトラム症（ASD）が顕在化（Fくん・12歳・男子）
── 未診断の自閉スペクトラム症（ASD） ………………………… 44

3 医療の立場からみえてきたこと
- 子どものこころのケアの留意点 …………………………………… 51
- 子どもは発達の途上にある ………………………………………… 53
- 長期的課題、7年目の現状 ………………………………………… 53
- 発達障害特性の顕在化～自然なサポートが失われて ……………… 54
- トラウマと行動上の問題の関連 …………………………………… 56

- 「発達障害特性」だけで片付けない ………………………………………… 57
- トラウマ関連障害の治療と支援 …………………………………………… 58

コラム
- ●いわてこどもケアセンターの役割　玉山宏美 ……………………………… 60
- ●コホート調査からみえてきたこと　玉山宏美 ……………………………… 62

第2章 行政・福祉の場面から　福地 成

1 行政・福祉における支援活動
- 待つのではなく、出会いにいく ……………………………………………… 66
- 震災後の地域活動 ……………………………………………………………… 66
- 災害派遣精神医療チーム「DPAT」………………………………………… 67
- さまざまな地域資源をネットワーク化する ………………………………… 68

2 ケースからみる支援の実際

CASE 1
赤ちゃん返りを呈する（Aくん・5歳・男子）
── 急性ストレス反応、退行 …………………………………………………… 69

CASE 2
避難所のハイテンションな子どもたち（集団支援・その1）
── 過覚醒、適応的再演 ………………………………………………………… 75

CASE 3
頑張りすぎて疲労してしまう（Bくん・12歳・男子）
── 過剰適応 ……………………………………………………………………… 81

CASE 4
仮設住宅で虐待が疑われる（Cくん・8歳・男子）
── 注意欠如・多動症（ADHD）……………………………………………… 86

CASE 5
雨を極端に怖がる（Dちゃん・8歳・女子）
── 誤認知、強迫行為 …………………………………………………………… 92

CASE 6
転居・転校により心身不調をきたす（Eちゃん・14歳・女子）……………… 97

CASE 7
チョコレート事件（Fくん・10歳・男子、集団支援・その2）
── 生き残り罪責感（サバイバーズギルト）………………………………… 102

Contents

CASE 8
父親の喪失を受け入れられない（Gくん・8歳・男子）
── あいまいな喪失 …………………………………………………… 107

3 医療・行政・福祉の連携からみえてきたこと
- 回復するために必要なこと ……………………………………………… 113
- あらゆる人たちとのネットワークをつむぐ …………………………… 114
- 支える人を見つけること ………………………………………………… 114
- 子どもたちへの心理教育 ………………………………………………… 115
- 子どもの成長発達を考慮する …………………………………………… 116
- 地域の集まりを活用する ………………………………………………… 117

コラム
- ●子どものための心理的応急処置　猿渡英代子 ………………………… 119
- ●被災地の親子を対象としたキャンプ事業について　大沼れいら ……… 121

第3章　教育の場面から　桝屋二郎

1 教育現場における支援活動
- 精神科医の学校支援 ……………………………………………………… 124
- まわりにいる身近な多職種から始める ………………………………… 124
- チームは平等に、責任は分担して ……………………………………… 125

2 ケースからみる支援の実際

CASE 1
学校で地震ごっこや津波ごっこをする子どもたち（Aくん・9歳・男子、集団支援・その1）
── ポスト・トラウマティック・プレイ、適応的再演 ………………… 127

CASE 2
学校と保護者の対立（Bちゃん・10歳・女子）
── 学校・家庭との連携 …………………………………………………… 132

CASE 3
避難に伴う転校先でなかなか適応できない発達障害のある子ども（Cくん・12歳・男子）
── 発達障害、合理的配慮 ………………………………………………… 136

CASE 4
避難に伴う転校先でいじめに遭う（Dくん・11歳・男子）
── いじめの構造 …………………………………………………………… 141

CASE 5
避難に伴う転校先で不登校になる（Eさん・14歳・女子）
── 不登校、過剰適応 ································· 146

CASE 6
支援を頑張ってうつ病になる（F先生・支援者）
── 支援者への支援、燃え尽き（バーンアウト）症候群 ·············· 151

3 教育現場における多職種支援
～チームが行っていくべきこと
・発達の視点を含めたアセスメントをチームとして行っていく重要性 ········ 155
・養育者たる大人のメンタルヘルス支援の重要性 ····················· 157
・学校で子どものトラウマケアを実施する際の基本的な留意点 ·········· 157

コラム
● 福島県での親子支援　佐藤則行・川島慶子 ······················· 160
● 福島県の子どもへの支援　中村志寿佳 ··························· 162

第4章 被災地における子どもと保護者
松浦直己

1 被災地支援における研究の紹介
・本研究の着想に至った経緯 ····································· 166
・研究の概要と目的 ··· 167
・研究チームの紹介と役割分担 ··································· 168
・本研究の意義 ··· 168
・研究の全体構想 ··· 170
・評価尺度について ··· 170
・研究協力者について ··· 172

2 研究の進捗状況とこれまでの研究結果
・これまでの進捗状況 ··· 173
・研究結果の紹介 ··· 174
・研究からわかったこと ··· 181
・希望が持てる研究に ··· 182

索引 ·· 186
おわりに

第 1 章

医療の場面から

●八木淳子●

1 医療現場における支援活動

しくみづくりの発端

　東日本大震災発災直後から現在まで、子どもたちが呈した「こころの反応」はさまざまで、時間とともに変化もしましたが、7年を経てもなお、こころのケアを必要とする子どもたちが確実に存在し、その保護者もまたメンタルヘルスの問題を抱えて苦悩していることが少なくありません。ケアされずに放置されたトラウマは、子どもの心身の発達にさまざまな影響を及ぼすことが知られており、こころの問題の深刻化を防ぐためには、時機を得た適切な介入や支援が必要です。とくに、震災以前から成育基盤や心身の発達に何らかの課題を抱えていたような子どもは、ストレスに対して脆弱であるため、より専門的な医療的支援を必要とすることが多いのです。

　しかし、発災当時、岩手県沿岸部には、子どものこころのケアに関わる専門家や機関が極めて少なく、なかでも医療的な支援（治療）を受けられる場は数えるほどしかありませんでした。そこで我々は、そのような事態を打開し、被災した子どもの成長発達を支え、長期的に見守るために、医療的な支援の仕組みづくりに取り組みました。

災害時のこころのケアにおける「医療」の役割とニーズ

　甚大な被災体験のあとにはすべての子どもに何らかの影響がみられますが、その程度はさまざまです。影響の度合いによって3つに大別すると、①地域や学校での見守りによって回復し、新たな環境に適応

していく子ども、②学校や家庭で、何らかの「不具合」を抱えているが、明らかな病理性を認めるかどうか判断に迷う子ども、③精神症状や行動上の問題が顕在化し、医療や特別な治療的介入を必要とする子ども、という見方ができます（図1-1）。

ここで、「児童精神科医療」の果たす役割は、それぞれに、①の層には、被災地研究や支援者への研修などを通した後方支援、②の層には、学校や関係機関との連携による直接・関接支援、そして③の層には、医療機関として専門的な介入や治療を提供することになります。

近年、トラウマ体験が、子どもの神経心理発達のあらゆる側面に関わり、適切な処理がなされずに放置されると、生涯にわたり心身の健康に負の影響を及ぼすことが知られています。災害後の子どものこころのケアでは、トラウマ関連症状への対処のみならず、発達的側面を意識した介入を念頭に置き、その後の子どもの発達に影響を及ぼすリスクを減らし、望ましいことを促進するために、「個々のニーズの見

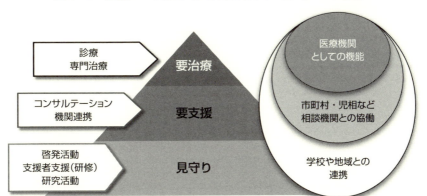

図1-1　医療ニーズといわてこどもケアセンターの取組み

出典：八木淳子「子どものトラウマ関連障害の治療——東日本大震災後中長期のいわてこどもケアセンターにおける実践から」『児童青年精神医学とその近接領域』第58巻第5号，pp.700－708，2017年

極め」が重要です。そのうえで、専門的介入と環境調整のバランスをとっていくことになるのです。

現地拠点の早期設置と「子どものこころのケア推進プロジェクト」

発災後、刻々と変わる現地状況を把握し、文化や風土に配慮したうえで、ニーズに即したケアを展開するため、岩手県は、同年6月、宮古児童相談所の一室に「宮古子どものこころのケアセンター」を開設し、県内外から児童精神科医派遣協力を得てパイロット的に運営し、これをモデルとして7月には気仙（児童家庭支援センター内）、8月には釜石（保健所内）へ診療ブースを設置しました。沿岸3か所で、児童精神科医による毎週1回の診療が可能になり、2年にわたり継続されました。

3つの現地拠点での診療ニーズはしだいに高まり、長期的ケアの必要性が見込まれたため、岩手県は、医療・福祉・教育の各分野の有識者からなる「東日本大震災津波子どものこころのケア推進プロジェクトチーム（PT）」を組織し、その多層的な長期支援計画に基づいて、全県的診療ネットワークの構築と医療・福祉・教育の多職種連携の促進に取り組みました。

いわてこどもケアセンターの開設とその機能

震災から2年後の2013（平成25）年5月、それまでの3つの現地拠点と診療ネットワークの機能を拡充させ、子どものこころのケアを医療的側面で担う「いわてこどもケアセンター」が岩手医科大学内に開設されました。宮古・釜石・気仙地区それぞれの県立基幹総合病院内

に「沿岸ブランチ」を移設し、大学内の「中央センター」から、児童精神科医、看護師、臨床心理士、精神保健福祉士からなる診療チームが出向いてケアを行います。

　数年を経てもなお、震災をきっかけとした心身の不調やトラウマ症状を呈する子どもの受診が途絶えることなく続いているなかで、トラウマフォーカスト認知行動療法（TF-CBT）をはじめとするさまざまな手法でトラウマケアを行っています。沿岸地域の子どもも必要に応じて中央センターで専門療法を受けることができ、さらにTV会議システムの導入により、全県的な診療体制が整備され、現在に至っています。

被災地域を中心とした多職種症例検討会の継続

　子どものこころのケアは、医療のみで成り立つものではなく、子どもを取り巻くあらゆる大人の共通理解と連携が欠かせません。いわてこどもケアセンターが主体となって、多職種による症例検討会を県内各地で定期開催し、地域の子どもの支援者が専門性を向上させ、有機的に連携するためのネットワークづくりを推進しています。

第1章 医療の場面から

2 ケースからみる支援の実際

CASE 1　Aちゃん（8歳・女子）

震災から5年目でようやく当時のことを話し始める
子どもの心的外傷性悲嘆

　震災当時、Aちゃんは3歳でした。大津波が襲ってきた時、母親におんぶされて、裏山に逃げ、何とか助かりました。大好きなおばあちゃんやおじいちゃん、おじさんが津波で亡くなりました。住んでいた家は跡形もなく流され、地域全体が壊滅状態に陥りました。つらい体験を思い出してしまう沿岸の町では暮らせないと両親は決断し、震災から数か月後、Aちゃんは両親とともに海から離れた内陸部に転居しました。

受診の経緯

　震災から5年が経った頃、Aちゃんは亡くなったおばあちゃんのことを急に思い出して泣いたり、夜も眠れない状態になりました。ちょっとした地震にも怯えてパニックになることも多くなり、ついには学校へも行けなくなりました。そんな様子を心配した両親が、Aちゃんを連れて「子どものこころのケアセンター」に相談しにやってきました。

本人のこれまでの様子

　内陸部に引っ越してからのAちゃんは、震災に関することは一切話すこともなく、亡くなったおばあちゃんのことも、大切にしていたお

CASE 1 震災から5年目でようやく当時のことを話し始める

もちゃのことも、数年間は何一つ、言葉にすることはありませんでした。

しかし震災から4年目、小学校に入学したAちゃんは、しだいに元気がなくなり、イライラしやすくなり、学校を休みがちになりました。実は、友達とうまく遊べないことを母親に言えなかったようです。

大好きなお絵かきにも身が入らなくなり、学校に行こうとすると、お腹が痛くなったり、頭が痛くなったりしました。学校から帰ると、ぐったりと疲れていて、元気がありません。

家では、ちょっとした地震のたびに混乱して、大切なものを持ち出そうとします。いつでも逃げられるように、大きなくまのぬいぐるみをリュックに詰め込んでいました。実は、沿岸の町に住んでいた頃のAちゃんは、大好きなおばあちゃんが買ってくれたくまのぬいぐるみを、とても大切にしていたのですが、あの日の津波で流されてしまっていたのです。今、持っているくまのぬいぐるみは、流されてしまったものとなるべく似ているものを探して、母親が買ってくれたのでした。「大切なものがなくなってしまうのは、もういやだ！」と、人形や宝ものをギュウギュウに詰め込んで、いつも持ち歩くようになりました。

その後、震災から5年を迎えようとする頃には、Aちゃんは「おばあちゃんに会いたい」「あの時、津波で一緒に死んでいればよかった」「死んだらおばあちゃんに会えるのかな」と言って泣き出すようになりました。

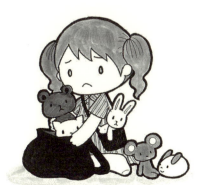

第1章 医療の場面から

Q 本人の様子からどのような精神状態が考えられますか。

A 心的外傷性悲嘆（複雑性悲嘆）に陥っていると考えられます。これは、大切な人を全く予期せず、非常に恐ろしい、トラウマティックな状況で亡くした後に現れ、心的外傷後ストレス障害（PTSD）やトラウマ症状を呈します。Aちゃんの場合は、大好きなおばあちゃんが津波で亡くなったことが要因であるといえます。

子どもは、大切な人の死のトラウマティックな側面で立ち往生し、恐怖に満ちた場面を「思い出したくない」と感じます。そのため、そのことを話題にすることを避け続け、標準的な「悲嘆のプロセス」を乗り越えることができなくなります。

Q 具体的にはどのような反応や状態がみられるのですか。

A 心的外傷性悲嘆の状態とは、①人生が脅かされるほどの強い恐怖を伴うトラウマに対する反応と、②大切な人を失ったことによる強い悲しみと苦痛を伴う悲嘆反応からなります。

具体的には、❶大切な人の死の場面が繰り返し頭に浮かんだり（フラッシュバック）、そのことを繰り返し考えたり（侵入的思考）、あまりにもつらすぎる苦痛に対処できず感情が麻痺して何も感じていないようにみえたり、いつもイライラ怒りっぽくなることがあります。

これに加えて、❷深い悲しみが故人の死の恐怖と結びつくため、思い出さないようにしたり（無意識の場合もある）、「〜しておけばよかった」「なぜ助けられなかったんだろう」「私が悪い子だったからだ」な

2 ケースからみる支援の実際

CASE 1 震災から5年目でようやく当時のことを話し始める

どと、死の前後に起きたことと関連づけて罪悪感を抱いてこだわったり、自分を責め続けたりしがちです。

このように、恐怖体験によるトラウマ症状と、大切な人を突然失った悲嘆の症状が複雑に絡み合って、特に小さい子どもの場合は、こころのなかの苦悩を言葉で上手に表現することができないため、頭痛や腹痛などの身体症状が現れたり、悪夢にうなされたり、死のイメージにとらわれた行動をとり続けるなど、生活のさまざまな場面に影響が出て、健康的な心身の成長・発達を妨げてしまうこともあります。

Aちゃんの場合も、震災直後は何もなかったようにみえたものの、その後次第に元気がなくなり、イライラしたり、おばあちゃんのことを突然思い出しては泣いたり、身体症状も伴って学校に行けなくなってしまったことを考えると、心的外傷性悲嘆に陥っていたと判断できます。

Q どのような対応が効果的ですか。

A 出来事から数か月、数年と過ぎたのに、いつまでもそのことや死のイメージにとらわれていたり、学校に行きたがらない、なんとなく元気がないなどの場合、悲嘆反応が遷延して、抑うつ状態になっていることも考えられます。その場合には、安心できる生活環境と現在の家族機能を整えることが何より大切です。

そのうえで、「気になっていること」について穏やかに尋ね、気持ちを表現できる機会を用意することが必要です。原因不明の頭痛や腹痛など身体症状の訴えが続く場合には、器質的な疾患(身体の病気)の有無を診てもらったうえで、こころのケアの専門家に相談することも

考えましょう。

　従来おとなしく、受け身的な子どもは、学校でも家庭でも目立った問題を起こすことがないため、苦悩を抱えていることに気づいてもらえないまま長期間経過する場合もあります。好きだったことに興味がなくなった、成績が落ちてきた、友達と遊ばなくなったなど、生活の変化や意欲の低下などに、周囲の大人が気づくことが大切です。

Q 子どもの心的外傷性悲嘆の専門的な治療はありますか。

A

子どもの心的外傷性悲嘆に対する治療法は、いまだ確立されたものはありません。最近では、心的外傷後ストレス障害（PTSD）の治療法としてエビデンスのある「トラウマフォーカスト認知行動療法（TF-CBT）」を子どもの心的外傷性悲嘆に適用する「TF-CBT for CTG (Childhood Traumatic Grief (子どもの外傷性悲嘆))」が日本でも試みられ、その効果が認められてきています。TF-CBTは、トラウマを受けた子どもとその保護者に対して、セラピストが心理教育や対処スキルの学びを提供し、トラウマの語り、現実生活への適応を一緒に考え、トラウマを乗り越えていく治療法です。

Aちゃんが描いた震災・津波の絵

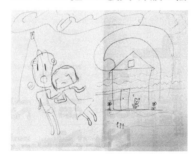

本人のその後の経過

ケアセンターでの治療が始まり、津波体験の恐怖や最愛のおばあちゃんを亡くした悲しみについて、治療者に少しずつ話し始めたAちゃんは、トラウマフォーカスト認知行動療法（TF-CBT for CTG）を受け、しだいに本来の明るさを取り戻していきました。母親もまた、壮絶な被災体験をしていたことが治療過程のなかで明らかになり、母子ともにトラウマ記憶の整理と、悲嘆処理が進み、その夏（震災から6年目）、Aちゃんと母親は震災後初めて、沿岸地域と海辺を訪れることができました。少しずつ登校を再開し、今は毎日学校に通っています。

用語解説

心的外傷性悲嘆（Childhood Traumatic Grief: CTG）

子どもの心的外傷性悲嘆は、親や身近な大切な人を、全く予期せぬ非常に恐ろしいトラウマティックな状況で亡くした子どもに現れる、心的外傷後ストレス障害（PTSD）の症状やその他のトラウマ関連症状のことをいいます。子どもたちは、愛する人の死の「トラウマティックな側面」に触れて立ち往生し、適切に死と向き合うことができないため、標準的な死別と悲嘆の過程を進んでいくことができなくなることがあります。

子どもの心的外傷性悲嘆は、一般的な死別や単回性トラウマによるPTSDとは区別されますが、両者の特徴も内包しています。故人の喪失とその結果生じた変化により、強い悲しみと苦痛を感じます。トラウマティックな死にとらわれ、トラウマ反応を繰り返すため、生活の変化に適応していくための精神的なエネルギーを消耗してしまい、本来の成長・発達の過程をたどることが難しくなる場合もあります。

心的外傷後ストレス障害（Post Traumatic Stress Disorder: PTSD）

深くこころに傷を受けるような脅威・恐怖を伴う事件や事故、自然災害

などの出来事（トラウマ）への曝露の後に起こってくる「トラウマ症状」が少なくとも1か月続き、そのことで社会・職場・学校などの適応に深刻な影響をきたしている場合に、PTSDと診断されます。

その症状とは、①侵入症状（フラッシュバック；怖い場面が急に頭に浮かぶ、当時の感覚が蘇るなど）、②回避症状（その出来事を思い出される場面・場所・人・活動などを避ける、思い出さないようにするなど）、③認知および気分の症状（世の中や自分自身に対する見方が否定的になる、抑うつ状態になるなど）、④覚醒および反応性の症状（いつもビクビクして過敏になる、イライラ、暴力的な行動にでるなど）からなります。

トラウマフォーカスト認知行動療法 (Trauma-Focused Congnitive Behavioral Therapy;TF-CBT)

トラウマフォーカスト認知行動療法（TF-CBT）は、子どものトラウマ関連障害に対する有効な治療法の一つとして、その治療効果のエビデンスは世界的に蓄積されてきています。欧米のいくつかの治療ガイドラインにおいて、子どものトラウマ治療の第一選択としてTF-CBTが推奨されています。

具体的には、トラウマを受けた子どもとその養育者を治療の対象として、徹底した心理教育（トラウマによって起こる反応や症状などについて学ぶこと）と、さまざまなストレス対処スキルを親子が獲得する過程を通して、避けていたトラウマ記憶に少しずつ触れることができるよう、はたらきかけていきます。次の段階では、子どもがトラウマについて洗いざらいセラピストに語り、認知の修正（誤解に基づいた記憶・思い込みなどを適切に処理すること）を行って、その成果を親子で共有します。そのうえで、現実の問題に向き合い、将来に向けたエンパワメントに至ります。

このように段階的で関係促進的な認知行動療法プログラムがTF-CBTです。トラウマティックストレスに曝された子どもに対する、認知行動療法の手法を用いた支援・介入法のなかでも、TF-CBTは最も専門性が高く、トラウマに集約的に焦点を当てた治療法とされています。わが国でも、アメリカの開発者（Deblinger、Cohen、Mannarino）らの指導を受けながら、いくつかの施設で実践が試みられ、その成果が着実に積み上げられつつあります。

CASE 2 Bくん（14歳・男子）

頭痛や腹痛、意識消失発作を繰り返し、不登校に

子どものPTSD（トラウマ反応の身体化、遅発性PTSD）

　1学年10数名程度の沿岸部の小規模小学校に通っていたBくんは、海と釣りが大好きな魚博士でした。Bくんが卒業を控えた3月11日、東日本大震災が起こりました。大地震・大津波に続いて山火事が起こり、Bくんの自宅のある集落へ続く道路はすべて分断されて、孤立してしまいました。山火事が迫るなか、逃げ場を失った集落は全滅のおそれがありました。母親の職場は沿岸部の別の地域にあり、発災時は連絡がつかず、無事が確認できたのは発災から数日後でした。

受診の経緯

　中学1年生になったBくんは、休まずに登校していました。しかし、震災から1年3か月ほど経った中学2年生の5月頃から、朝に起きられなくなり、頭痛、腹痛、めまい、不眠を訴えるようになりました。37度台の微熱が続き、学校は休みがちになりました。7月になると、たびたび意識を失って倒れるようになり、病院でさまざまな検査を受けましたが、身体のどこにも異常はないと言われました。次第に元気がなくなり、朝も起きられず、学校に行かずに自室にひきこもるようになりました。心配した母親が小児科医に相談し、そこからの紹介を受けて、「子どものこころのケアセンター」を受診しました。

本人のこれまでの様子

　中学2年生になる4月、始業式の数日前にBくんは母親に「クラスの雰囲気が変わってしまっていやだ。学校に行きたくない」と打ち明けていました。数日後のある朝、自室で倒れているBくんを母親が見つけ、近くの小児科を受診しました。その後、登校はしていたものの、時々休んだり、部活動のみに参加したりする日々が続きました。7月になると、トイレのなかや布団の上で気を失っているBくんをたびたび家族が発見するようになり、通院していた小児科医から「子どものこころのケアセンター」につながりました。

　Bくんはカウンセリングを受けるなかで、発災当時、津波が港を破壊する様子を目撃し、集落が山火事にのまれるかもしれない恐怖に怯えながら、家族の安否もわからないままに数日を過ごしていたことがわかりました。その後、津波で変わり果てた浜辺を一人で歩いていた時に、砂に埋まっていた遺体を偶然目撃したことを、誰にも言えずに2年近く過ごしてきたこともわかりました。また、慕っていた親戚のおばあちゃんが津波にのまれて亡くなった場面が繰り返し頭に浮かんでくることにも苦しんでいました。

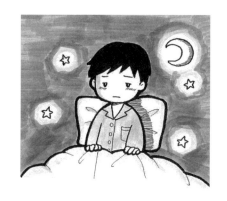

　それまで必死に頑張ってきたBくんですが、友達からのからかいをきっかけに支えを失って、こころがポキッと折れてしまったのです。

Q 本人はどのような精神状態なのでしょうか。

A Bくんの場合は、震災体験とその後に続く環境の激変、友達からのからかいといったつらい体験が重なり、心理的負荷が高まった結果、頭痛や腹痛などの身体症状という形で不適応症状が現れました。これは、「トラウマ反応の身体化」と考えられます。心理的に適切に処理されないままのトラウマは、次第にBくんの心身の不調を引き起こし、日常生活や社会生活に支障が出るに至ったわけですが、子どもの場合はトラウマ反応が身体症状として現れることがしばしばあり、それを契機として、隠れていた過覚醒症状や回避症状、再体験症状が明らかになることがあります。

さらに、Bくんの場合のように、トラウマ体験から6か月以上経過したのちに過覚醒症状、回避症状、再体験症状、抑うつ状態などを呈して発症するPTSDは、遅発性PTSDと呼ばれます。

Q 具体的にはどのような症状がみられるのですか。

A PTSDは、侵入症状、回避症状、認知や気分の陰性の変化、覚醒や反応性の異常などが1か月以上続き、学業や仕事、生活に支障をきたす場合に診断されます（DSM-5より）。Bくんの場合でいえば、「親戚のおばあちゃんの死の場面が繰り返し浮かぶ」「目撃した遺体の映像が浮かぶ」（侵入症状）、「あれほど好きだった海に近づけなくなる」「大勢の人が集まるところを避ける」（回避症状）、「学校にも行けない自分はダメな奴だ。死んだほうがいい」「悲しい気分

（認知や気分の陰性の変化）、「ちょっとした物音や人の気配にビクビクする」「イライラして眠れなくなる」（覚醒や反応性の異常）などがあたります。

Q 喪失体験は、精神症状にどのように影響しますか。

A 大切な人を暴力的な状況で失うことは、深い悲嘆反応を呼び起こし、自責感や怒りの感情などが適切に処理されないと、抑うつ状態に陥り、それが長く続く場合があります。特に外在化された行動上の問題がないと、「心的外傷性悲嘆」が見逃されやすい、ということを知っておく必要があります。

　Bくんにとっては、親戚のおばあちゃんが亡くなったことに加え、大好きだった海やそこに生息する魚の生態系が変わってしまったこと、幼い頃から慣れ親しんだ友達の多くが引っ越してしまったことも「喪失体験」といえます。その後、大規模中学校に進学したことでクラスの雰囲気や友達関係などの環境の変化についていけなくなったことも、Bくんのこころの不調に大きく関与したと考えられます。しかし、もともと穏やかでおっとりとした性格のBくんは、目につきやすいような問題行動を起こすこともなく、友達からのからかいにもじっと耐えていたため、本人が人知れず苦しんでいたことに教師や周囲の大人が気づくことのないまま経過してしまいました。

Q どのような対応が求められますか。

A 災害後に限らず、子どもの場合は、大人に比べてストレスが身体の不調や行動上の問題として現れやすい傾向があります。身体症状としては、自律神経に関連した症状が現れやすく、頭痛、腹痛などの痛みや、動悸やめまい、嘔気などはその典型例といえます。このような場合、身体を休ませ、必要に応じて服薬するなど身体症状に対処するとともに、背景にある「トラウマ」に着目し、そのために起こっている症状（身体化）ではないか、という視点を持ってケアするよう、関わる大人が共通認識を持つことです（トラウマインフォームドケア）。こうした共通認識に至らずに、「甘えているのではないか？」「頑張りが足りないのではないか？」などと、いたずらに本人を責めたり叱咤してしまうと、本人をより一層追い詰め、症状を悪化させたり、「解離」という状態が起こりやすくなることがあるので、注意が必要です。

Q 効果的な治療法はありますか。

A 症状の出現に明らかにトラウマが関係していると考えられる場合には、トラウマに焦点を当てた認知行動療法（トラウマフォーカスト認知行動療法：TF-CBT）が有効と考えられます。Bくんの場合も、TF-CBTにより、症状が改善しました。

Bくんのその後の経過

トラウマフォーカスト認知行動療法（TF-CBT）による治療を終えたBくんは、見違えるようにたくましく成長しました。クリニックの子どもデイケア（小中高校生対象）に通いながら、人と接することに自信をつけると、やがて地域の適応指導教室に通うようになりました。母親も家族も、そんなBくんのペースを尊重し、見守ってくれました。この頃には、「解離」による症状は起こらなくなり、身体症状を訴えることもなくなりました。不安や緊張を抑える薬をごく少量服用しながら、受験勉強を乗り越え、高校にも合格しました。高校進学後は、数か月に1度のペースでクリニックに通い、こころの状態をチェックするとともに、学校や家庭での生活の「ペース配分」を主治医と一緒に確認しました。部活動にも熱心に取り組み、武道の全国大会にも出場するまでになりました。

Bくんはその後も、日常のなかで出会うさまざまな出来事やストレスに対して、TF-CBTで身につけたスキルや考え方を自分なりに上手に使って切り抜けることができています。このように、TF-CBTのような特別な治療法は、その時点での症状や課題を乗り越えるために実施されるのはもちろんのこと、その本当の真価は、「治療者の内在化」「スキルの体得」によって、自らそのスキルを応用して、将来のあらゆるストレスに対して対処できるようになることにあるのです。

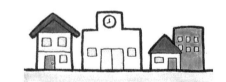

用語解説

治療者の内在化

治療者(多くは主治医やカウンセラー)と一緒に取り組んだ治療法を通して、種々の習慣や考え方、治療によって得られた新たな視点、価値、基準などを取り入れて自己のものとすること。

遅発性PTSD

トラウマティックな出来事に遭遇し、最初の6か月以上は適応良好で経過したにもかかわらず、その後にPTSD症状が出現してくる場合を遅発性PTSDと呼びます。遅発性PTSDに特有の症状があるわけではなく、症状の出現時期によるとらえ方です。

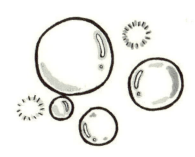

CASE 3　Cちゃん（6歳・女子）

サイレンを怖がり、集団不適応となる
子どものPTSD（ポスト・トラウマティック・プレイ）

　当時3歳、幼稚園年少クラスだったCちゃんは、母親と一緒に幼稚園から帰宅していました。しばらくすると、大きな揺れを感じました。母親に手を引かれて夢中で走り、迫りくる津波から逃れることはできましたが、住んでいた地域は壊滅状態に陥り、自宅は跡形もなく流されてしまいました（全壊）。Cちゃん一家は、震災後まもなく、隣町の高台に移り住み、さらにその1年後、父親の転勤で内陸部に転居しました。転居先では、震災や津波を経験していない人々に囲まれ、Cちゃんも家族も孤立感を募らせていました。

受診の経緯

　震災から2年後の3月、内陸部に引っ越した当初は、「今度は津波はこないね」と話すなど、安心した様子を見せていたCちゃんでしたが、新しい幼稚園に入園したばかりの4月のある日、テレビで地震速報を見た瞬間に「津波がくる！」と叫んでパニック状態になりました。その後、眠れない日が続き、幼稚園や外出先で、サイレンの音や緊急地震速報の音があると反応して呼吸が荒くなり、過呼吸を起こすようになりました。また、人の多く集まる場所ではパニックになり、泣き叫ぶことも頻繁にみられるようになりました。

　家では、一心不乱に「奇跡の一本松」（※1）の絵を、何枚も何枚も描き続けていました。幼稚園に行きたがらなくなり（登園渋り）、新しいことに挑戦するのを嫌がり、母親から離れることができなくなりました。しかし、内陸部に移り住んだCちゃん家族には、苦悩を分かち合える仲間が身近にはおらず、周囲に相談することができません

でした。Cちゃんを心配した母親に連れられて、震災から3年目の6月、「こどもケアセンター」を受診しました。

　（※1）高田松原と「奇跡の一本松」
　広田湾に面した高田松原は、約350年前に先人たちが植林を行い、市民の手で守られ、日本百景や陸中海岸国立公園（現三陸復興国立公園）に指定された景勝地でした。その美しさを多くの詩人が詠み、県内外の来訪者から愛されている場所でしたが、2011（平成23）年3月の東日本大震災による大津波の直撃を受けて、過去の度重なる津波から高田のまちを守ってきた、約7万本といわれる高田松原のほとんどがなぎ倒され、流されてしまいました。そのなかで松原の西端近くに立っていた一本の木が、奇跡的に、大津波に耐えて立ったまま残りました。

　この「奇跡の一本松」は、復興のシンボルとして親しまれるようになりましたが、海水によるダメージは深刻で、2012（平成24）年5月に枯死が確認されました。その後「奇跡の一本松」を後世に受け継いでいこうと、陸前高田市によりモニュメントとして保存整備する計画が進んでいます（参考：陸前高田市公式ホームページ、のはらあい『きせきの一本松』河出書房新社、2013）。

本人の被災体験

　大震災が起こったのは、Cちゃんが幼稚園から帰宅し、母親と一緒に「いつもの午後」を過ごしていた時間帯です。大津波によって住んでいた地域は壊滅状態となり、自宅は流失してしまいました。母親と夢中で走って逃げ、途中で会えた父親に抱っこされて、迫りくる津波

からなんとか逃れることができました。Ｃちゃんはこの時、山を駆け上がる父親の肩越しに、土煙を上げて迫ってくる大津波の一部始終を目撃していました。治療が進むなかで「津波は白かった」と表現したＣちゃんが見たのは、街を呑み込みながら迫りくる津波のしぶきと、激しく舞い上がる土煙だったのです。

住んでいた家や地域が跡形もなく消えてなくなっただけでなく、当時一番の仲良しだった友達が津波で亡くなりました。年少だったＣちゃんは、昨日まで住んでいた家、仲良く遊んでいた友達が突然姿を消す体験を、どのように理解したのでしょうか。

本人のこれまでの様子

内陸部の幼稚園には、津波を直接体験した子どもはＣちゃんの他にはいませんでした。周囲の子どもたちやその保護者からの、被災に関する他意のない率直な質問に対し、Ｃちゃんも母親も戸惑い、しだいに孤独感を募らせていきました。

Ｃちゃんは幼稚園での水遊びを嫌がり、サイレンや避難訓練の音に怯え、人の多いところでは混乱し、パニック状態に陥るようになりました。水を怖がり、大好きだったスイミングスクールにも行けなくなりました。母親から離れられず、幼稚園にも行きたがらなくなりました。夜には電気を消すことができず、つけたまま眠りました。そのためか眠りは浅く、怖い夢をみて何度も目を覚ます夜が多くなりました。「奇跡の一本松」の絵を、何枚も何枚も一心不乱に描き続けるＣちゃんの様子をみて、どのように接してあげるのがよいのか、誰にも相談できないまま母親も動揺し、途方に暮れていました。多くの被災した家族がそうであるように、Ｃちゃんの母親自身も被災によってトラウ

マティックな体験をしており、それに関連するトラウマ症状を抱え、そのことが育児不安をさらに増大させていました。そんな母親の不安に呼応するように、Cちゃんはますます母親から離れられなくなっていきました。

初診時のCちゃん

初めて診察室に入った時のCちゃんは、とても不安そうでこわばった表情をしていました。震災については全く語ろうとはせず、強い「回避」が認められました。主治医は心理士と協力してCちゃんに「遊びの場」を提供し、診療の場に慣れてもらい、安心してもらえるように努めました。

1週間後、2度目の受診をしたCちゃんは、「先生、ありがとう」と手紙をくれました。そこには、「奇跡の一本松」の絵が描かれていました。それを見た主治医は、率直に「これはCちゃん本人を体現しているようだな」と感じました。「先生、これが、『わたし』だよ」と訴えているようにも思われ、この一本松が幼いCちゃんのこころのよりどころであり、プライドの象徴でもあると考えました。これをひたすら描き続けるCちゃんの苦悩は測り知れないものがあると想像しました。

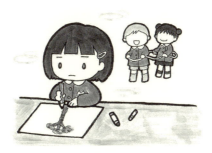

Q 「奇跡の一本松」の絵を一心不乱に何枚も描くような状況をどのように理解すればよいのですか。

A 圧倒的な恐怖を体験した子どもが、トラウマとなったシーンを遊びのなかで繰り返し再現することを「ポスト・トラウマティック・プレイ」といいます。その特徴として、遊びの様子が機械的で、子どもに生き生きとした表情がなく、遊びがそのシーン以外全く進展していかないことなどがあげられます。これらは、子どもが恐怖体験にとらわれ、圧倒されたままであることを示しています。本ケースでも、震災の象徴であるような同じ絵を何枚も描くような状況はこれにあたるといえます。このような場合、周囲の大人が穏やかな態度で適切に介入し、遊びの方向性を変えたり、健康的な展開を持たせるようサポートしたりする必要があります。

Q 子どもが「津波ごっこ」を始めた場合、やめさせたほうがよいのでしょうか。

A 子どもは本来、遊びを通して喜びや苦痛などの感情を表現し、それらを遊びのなかで自らコントロールして乗り越えていく経験を繰り返すことにより、精神的に成長していきます。トラウマとなったシーンに関連した遊びでも、それらが生き生きと展開し、子どもの意志でコントロールされながら進展している場合には、ポスト・トラウマティック・プレイとは異なり、その遊びは「適応的再演」とみなされ、子どものこころの成長にとって必要なプロセスであると考えられます。

Cちゃんのその後の経過

　不安と恐怖でいっぱいになっていたCちゃんにとって、治療の場に慣れ、安心感を抱き、安全な遊びを通して、トラウマ体験と向き合う準備をしていくことが必要でした。TF-CBT（10頁参照）の手法でトラウマに焦点化したプレイセラピーの構造をつくり、毎週1回の受診を継続しながら、遊びの要素を取り入れた心理教育と、トラウマナラティブ（トラウマの語り）を行い、「絵本づくり」を通してトラウマと向き合いました。このように、安心で安全な環境のなかトラウマと向き合い、適応的な再演によってトラウマ体験を自身のコントロール下に置く作業は、子どもがトラウマ体験についての混乱した感情を整理し、自身の人生の一部として受け入れていくうえで欠かせない過程だといえます。

　14週間にわたる治療を経て、Cちゃんは、絵本を完成させて、それを両親に読み聞かせることで、自身のトラウマ体験と向き合いました。やがて、水遊びやスイミングスクール通いも可能になり、再び幼稚園にも通い出しました。

　この治療期間中、母親のトラウマ体験や育児不安についても取り上げ、子どもの治療者が母親をも心理的に支えることで、母親自身の精神的健康度も回復し、そのことがCちゃんの回復を支える一助となったことはいうまでもありません。

Cちゃんのトラウマの語り
〜絵本づくり

　幼い子どもでも、トラウマが原因と考えられる不適応症状が続いている場合には、放置せず、きちんとトラウマに向き合い、体験につい

ての認識をしっかりと整理していくことが必要となります。その際、言語や認知（物の見方、世の中のとらえ方）が未発達な段階にあることを考慮して、子どもの発達レベルに合わせて適切な方法を選び、抵抗の少ない形でトラウマナラティブ（トラウマの語り）を導入する工夫が肝要です。

　Cちゃんにトラウマについて語ってもらうために、主治医は以下のように導いていきました。

　「Cちゃんは、ピーマンも、トマトも食べられるようになったよね」

　「これまで、地震のことや津波のことを、いっぱいお勉強してきたよね」

　「ワン吉とフリームくん（セラピーのなかに登場する、Cちゃんのペットと主治医のペット。どちらもぬいぐるみ）は津波のこと知らないから、教えてあげるといいんじゃないかな」

　「そのための絵本をつくるというのは、どう？」

　このような流れのなかで、絵本づくりを通してトラウマについて語ることを提案してみたところ、Cちゃんは大喜びで賛成し、意欲的に取り組みました。本ケースのように、幼い子どものトラウマ治療や支援においては、発達段階に合わせた子どもの症状の理解と支援方法の工夫が必要です。このとき、大人が「（この子に）どう伝えたいか」だけではなく、「（この子が）何を、どう理解しているか」「どのような方法なら（今のこの子に）伝わるか」を丁寧に探りながら、評価していくことが肝要です。

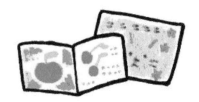

> **用語解説**
>
> **ポスト・トラウマティック・プレイ**
>
> 　ポスト・トラウマティック・プレイを定義づけたのは、アメリカの小児科医レノア・テアですが、テアはポスト・トラウマティック・プレイのことを、その遊びを行っても不安は解消されず、緊張と苦痛は続くものだと見みなしていました。それに対し、その遊びを行うことで、子どもが自らの力でトラウマ体験を乗り越えていくための好機になっていれば、「適応的再演」と考えられ、むしろ止めさせる必要はありません。また、最近では、エリアナ・ギルや西澤哲らによって、ポスト・トラウマティック・プレイであっても支援者が適切に介入することで、治療的な効果を持つと再評価されました。

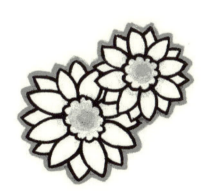

CASE 4　Dちゃん（5歳・女子）

夜中に突然激しく泣き叫ぶ
夜驚症（過覚醒反応）

　震災当時5歳だったDちゃんは、保育所にいる時に大震災にあいました。津波で地域の主要道路が分断されたため、自宅に帰ることができず、保育所の先生や友達と一緒に児童館で一晩を過ごしました。両親が歩いて山を越え、Dちゃんを迎えにきたのは、翌日の夕方でした。家は津波で流されてしまい（全壊）、数人の親戚が亡くなりました。

　その後、特段の問題もなく過ごしていると思われた8月中旬頃、Dちゃんは毎晩のように夜中に突然起き出し、激しく泣き叫んでは家中を走り回るようになりました。

受診の経緯

　Dちゃんは、もともとおっとりとしたやさしい性格で、受け身的な子どもでした。震災後数か月の間、生活再建に忙しく奔走している両親の目にDちゃんは、特段なんら問題もなく過ごしているように映りました。ところが、亡くなった親戚の初盆を過ぎた8月中旬頃、夜中に突然起き出して、激しく泣き叫び、家中を走り回るようになりました。大声を上げながら、階段を2階からものすごい勢いで駆け下りたり上ったりします。その時は、寝ぼけた様子もありません。そこで翌朝に両親が尋ねてみるのですが、本人はこのことを全く覚えていないようなのです。

　また、ひどく怯えた様子で、怖い夢を見たことを泣きながら母親に報告することがたびたびみられました。その夢の内容は「瓦礫の中をお父さんと歩いていると、流されたおもちゃ箱が見つかるの。開けて

みると中身は無事なの。でも、そのときお父さんが血だらけになっていて、ものすごくこわかった」というものでした。連日のように「発作」のような行動が続き、不安定な夜が続いたため、両親が心配し、児童精神科医の診察を受けることを希望して「子どものこころのケアセンター」に来所されました。

発災直後の本人の様子

震災当日の夜、保育士さんの話では、児童館でのDちゃんははしゃいだ様子で、普段よりも元気なくらいだったといいます。両親が翌日の夕方にようやく迎えに来た時には、「初めてのお泊り、楽しかった！」とやや興奮気味に話すDちゃんでした。そのため、両親は「あまりさみしい思いをしなかったのだな」と受け止め、安心していました。

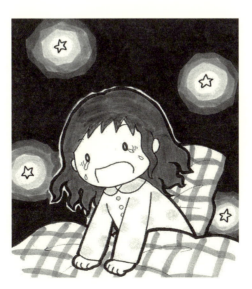

Q 発災直後のDちゃんの精神状態はどのように考えることができますか。

A 子どもは（大人も同様ですが）、あまりにも衝撃的な恐怖を経験した直後は、「ショックを受けて元気がなくなっているのでは」と心配している周囲の予想に反して、むしろ興奮しすぎていたり、落ち着きなく動き回ったりすることがあります。しかし、強いストレスを受けた後に起こる緊張状態は、人が危険な状況を生き延びるために交感神経の活動が亢進し、副腎皮質ホルモン（コルチゾール）が分泌されて、身体が活動するのに適した状態になっているのであり、生体防御の側面からみれば、一時的には正常な反応といえます。この状態は、ともすると「元気いっぱい」に見え、周囲の大人はその様子をみて「心配なし」と認識してしまいがちです。

Q 夜中に起きて泣き叫ぶ状況をどうみればよいのでしょうか。

A 圧倒的な恐怖に遭遇して驚愕したり、ストレス状況下に置かれると、危険から逃れるために心身は「緊張状態」となりますが、本来ストレスが解除されると、身体もリラックスした状態に戻ります。しかし、何らかの原因で、ストレスが解除されても身体が緊張した状態を保ち続ける場合があります。例えば、不眠症、イライラ、ちょっとしたことに極端に反応する、警戒心が強くなるといった状態が続くのです。これを、精神医学では「過覚醒」といいます。子どもの場合は、ちょっとしたことで騒ぎ出す、落ち着きがなくなるなどの行動上の問題として現れやすく、Dちゃんのように「夜驚」や「悪

夢」といった睡眠障害の形で現れることもあります。

Q 「夜驚症」について教えてください。

A 　Dちゃんの症状は「夜驚」と呼ばれ、3〜7歳の子どもに発症することが多い睡眠障害の一つです。睡眠時驚愕症とも呼ばれます。入眠後、1〜2時間くらい経つと起こることが多く、パニック状態は数分から10分以内で消失します。パニックの間は家族が話しかけても、無反応のことも多く、翌朝に目を覚ますとパニックのことはほとんど覚えていないという特徴があります。

　原因となる心理的な要因としては、日中のストレス、恐怖体験、不安・緊張などがあげられます。夜驚症は脳の発達と関連があり、時間の経過（成長）とともに症状が落ち着くというパターンがほとんどです。治療法としては「経過観察」が最も多くなりますが、家庭での対処方法としては、①パニックを起こしている間は無理に押さえつけたり言い聞かせたりして止めたりしないこと、②安全に泣き叫び動き回れる環境を整える工夫をすること（戸締りを確認する、けがにつながるような物を通路に置かない等）が肝要です。

Q 保護者の不安を解消するための
サポートの重要性について教えてください。

A 　幼い子どもほど、その精神状態は身近な大人（子育てを主に担っている親か親族）の影響を受けやすいことが知られています。長期間にわたるストレス状況下での生活は、それだけで、

保護者のメンタルヘルスの状態をよくないものにしてしまいますが、Dちゃんの場合のように、親が子どもの心身の状態に目を向ける余裕がない状況が長く続き、ことさら大きな問題もなく生活ができていると思い込んでいるなかで、ある日突然「夜驚」のような激しい症状を子どもが見せると、親は不安になり、途方に暮れてしまうことでしょう。親の不安の高まりと焦りは、子どもをさらに不安にさせ、落ち着かない行動がエスカレートしがちです。

「夜驚」のように見慣れない、激しい反応について、その症状の成り立ちや対応の仕方について専門的な立場からの説明や助言を受けることによって、親自身が安心し、心理的に支えられていると実感できるような環境づくりが肝要です。このことによって、親は子どもの「安全基地」として機能し、子どもが安心感を取り戻すことにつながります。

本人の症状とその後の経過

　突然の大地震・大津波、両親と離れ離れで会えない体験、停電で真っ暗な夜、家が流されて何もかも失われてしまったこと、数人の親戚が亡くなったこと、仮設住宅への引っ越しと、あまりにも衝撃的な出来事が立て続けに起こった結果、幼いDちゃんは事態をよく理解することができず、自分自身がどのような感情を抱いているのかさえよくわからない状態で過ごしていたのかもしれません。発災直後こそ、生体防御反応によって、興奮気味で元気に見えたDちゃんでしたが、その後、過覚醒に陥り、精神的に緊張した状態が続いていたと考えられます。

　一方の両親は、生活の基盤づくりに必死になっており、Dちゃんの兄の学校と部活動の送迎、仮設住宅への転居、仕事の再開、亡くなっ

た親戚の弔いと、慌ただしい生活が続いたため、大人しく目立たないDちゃんのこころの状態にまで思いを馳せる余裕はなかったのでしょう。数か月後に迎えた「初盆」が、名実ともに一つの区切りとなったと考えられます。

もともと受け身的でやさしい子であり、言葉数も多くないDちゃんですから、両親が生活再建に必死だった期間は、不安や不満を口に出すこともなく淡々と過ごしていたのでしょう。しかし、「初盆」という節目で両親の忙しさが一段落するのを待ちかねたように、「夜驚」という形となって、ストレス反応が続いている状態が姿を現し始めたのです。

回復のきっかけ

毎晩のように夜中に叫び出し、走りまわるDちゃんの様子を心配した両親は「子どものこころのケアセンター」を受診させることにしました。ところが、センターに予約を入れたその日から、Dちゃんは夜中に泣き叫んでパニックのような状態に陥る頻度が急に少なくなりました。さらに、初診時には、週に1回程度にまで減っており、診察医は慎重ながらも率直に震災当時の様子をDちゃんに尋ねると、流されてしまったおもちゃが大切で大好きだったこと、震災当日に見た光景のこと、夢の内容について、詳細に語り始めました。診察医は、Dちゃんの気持ちに寄り添いつつ、「大好きだったおもちゃが流されて悲しかった」というDちゃんの思い（感情）の言語化を引き出していきました。

保護者との面接では、Dちゃんに起こっていることの見立て、夜驚症についての疾病教育を実施し、発作時の対処法について情報提供を行いました。今後の見通しについて説明し、Dちゃんの状態を見守り

つつ、通院を継続してもらうことにしました。

次の受診日までには、症状はほとんど見られなくなっていました。両親も夜驚について理解したことで安心し、落ちついて対応できるようになりました。次回の「受診日の約束」があることが、両親の不安解消の一助となり、そのことがDちゃんの症状の軽減にも一役買っていたと考えられます。

子どもの精神発達と安全感

年齢が低い子どもほど、自分を取り囲む世界の範囲は狭く、身近な人々や場所が世界のすべてとなります。この場合、子どものこころのよりどころは「親（保護者）」であり、乳幼児期は発達していくうえでのアタッチメントシステムが極めて重要な時期でもあります。こころの安全基地を確立し、基本的信頼を獲得し、分離・個体化のエネルギーを支えるエネルギー補給の場としてアタッチメントシステムがしっかりと機能する必要があります。

支援者が親を支え、親の不安や混乱が解消すれば、本来のアタッチメントシステムは有効に作動し始めます。

用語解説

生体防御反応

人の身体は、外的な因子によるさまざまな攻撃から自らを守るためのバリア機能を持っています。例えば病原体の侵入に対して、皮膚による物理的防御や免疫応答などの機構がはたらいて病原体が体内に入る（感染）のを防ぎます。それと同じように、ストレスを受けると脳の視床下部が反応し、下垂体と副腎からのホルモン分泌が促進され、心拍数の増加、

血圧の上昇、食欲の低下などが生じ、逃走したり戦ったりするために必要な筋肉や神経のはたらきを優先させると同時に、その場では相対的に重要度の低い消化機能などを抑制することによって、身を守り生き延びるための活動をするのに適した心身の状態（いわゆる興奮状態）をつくりだします。

脳がストレス要因からの有害刺激を受けると、視床下部からCRF（コルチコトロピン放出ホルモン）を下垂体へと分泌して、下垂体のACTH（副腎皮質刺激ホルモン）とβエンドルフィンの分泌を促進します。さらに、ACTHを受け取った副腎皮質からはコルチゾルが分泌され、副腎髄質からはアドレナリンやノルアドレナリンが分泌されます。これらは「ストレスホルモン」とも呼ばれます。これらが分泌されることによって、ストレスへの耐性や自己防衛反応を高めるのです。コルチゾルは、体内の物質代謝の活性化、栄養素の吸収・分解を促し、外部からの異物やウイルスを排除する免疫系に作用して感染などの危険から身体を守り、抗炎症作用を発揮します。アドレナリンは、交感神経を興奮させて怒りや恐怖の情動を起こさせ、心拍や血圧、体温を上昇させて筋肉を緊張させ、外敵との戦闘態勢を整える役割を果たしています。

このように、ストレスに対する心身の反応はもともとは外的ストレスから生体を守るための「防御反応（防御機構）」なのです。PTSDの状態や慢性的なストレス状況下では、ストレス反応が常態化し、いわゆる「過警戒」の状態に陥って制御不能となってしまうため、本来生体を守るための反応であるはずが、結果として心身を攻撃することになってしまいます。

アタッチメントシステム

アタッチメント理論を提唱したボウルビィは、「アタッチメント（愛着）は、危険の察知やそれに伴う恐怖によって活性化される行動システム」と定義づけています。アタッチメントシステムの主な役割は「脅威や恐怖体験に対処すること」であり、子どもが不安になった時、慣れ親しんだ人のそばに近づいたり、その人を見たり呼んだりして「安心感」を取り戻すこと、この一連の行動が「アタッチメントシステムが作動した状態」です。この一連のシステムのなかで、養育者（代表例として「母親」）は子どもの「安全基地」であり、探索行動を支えるエネルギー補給の場（例えるなら「港」）の役割を果たすのです。

CASE 5　Eくん（14歳・男子）

喪失体験によりうつ症状や不眠を呈する
PTSD（トラウマ反応の行動化）、心的外傷性悲嘆

　東日本大震災が起きた時、Eくんは14歳でした。母親と祖父母が大津波にのまれて亡くなりました。父親は単身赴任で、発災当時は県外にいました。Eくんは学校で被災し、母親、祖父母とは連絡が取れないまま数日が過ぎました。家も津波で流されたため、父親の知り合いの家に下宿して、そこから学校に通うことになりました。母親の遺体が見つかったのは、発災から1か月後のことです。その頃からEくんには、さまざまな行動と情緒の問題がみられるようになりました。

受診の経緯

　発災からひと月ほど経過した4月下旬頃から、Eくんはやる気が出なくなり、なかなか寝つくことができませんでした。そして早朝に目が覚めてしまうなど、睡眠障害の状態になりました。頭痛が続き、過呼吸発作が頻回になりました。食欲がない日がある一方で、異常なまでに食べ過ぎてしまい、下痢や吐き気が続いたりしました。学校では勉強に集中できず、規則破りの行動が増え、動悸や息苦しさを訴えて保健室通いが続いたため、担任の先生からの勧めで「子どものこころのケアセンター」を父親とともに受診しました。

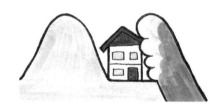

初診時の様子

初診時に付き添ってきてくれた担任の先生の話では、Eくんは学校で授業に集中できず、規則違反や問題行動を繰り返しているとのことでした。Eくんの学校では、被災後しばらく、水道が使えなかったため、生徒たちは飲料水をペットボトルにいれて持参していました。しかしEくんは、ペットボトルに日本酒を入れて、学校に持ち込んでいたのです。あとからわかったことですが、「自分に注目してほしかった」「問題を起こせば、母親に会えるような気がした」「大人はつらいことがあると、お酒を飲んで気を紛らわすと聞いたから」という思いからとった行動でした。

診察のなかでEくんは、上述した身体的な症状の訴えとともに、「下宿先では、とてもよくしてもらっている」と話し、周囲への感謝の言葉を口にしていましたが、つらい気持ちや弱いところはなかなか見せることができないとも語りました。また、亡くなった母親の話題には一切触れようとしませんでした。一方の父親は、単身赴任のため、学校や下宿先での本人の様子がよくわからないと話していました。

治療開始後の本人の様子

Eくんは心的外傷後ストレス障害（PTSD）の診断基準を満たし、トラウマ反応としての身体症状や行動上の問題が起こっていると判断した主治医は、Eくんと父親に2週間に一度の割合で、継続的に受診するよう提案しました。初診時には、決して母親の話題に触れようとしなかったEくんですが、診察を重ねるうちに「母親の夢を毎晩みる」「母親が戻ってくるような気がする」といった、母親への思慕や喪失

の悲しみや寂しさを口にするようになりました。（Eくんが実際に見てはいない）母親が津波にのまれたシーンを思い浮かべ、その場面がフラッシュバックすることが多くなり、「自分が自分じゃない感じ」「自分を天井のあたりから見下ろしているような感じ」がすることがあると話しました。気分が落ち着かず、ふさぎ込みがちで、知らない間に涙が出ていることもありました。

またいつもドキドキ、緊張しているような状態になり、授業中の過呼吸発作が頻回に起こっていました。不眠が続いて、入眠前には「自分だけが助かってしまった」という考えが繰り返し浮かび、それが深い「罪悪感」となってEくんを苦しめました。下宿先に迷惑をかけまい、弱みを見せまいとして、悲しみを押し殺して生活し、泣きたい時は「お風呂のなかで、洗面器の湯に顔を浸して声が漏れないようにして泣いている」と話してくれました。

Q　Eくんの様子からどのような精神状態が考えられますか。

A　初診時に伝えられた学校生活の様子から、Eくんの行動面に現れた問題（お酒を学校に持ってくる、規則違反をする）は、ストレス反応が「行動化」したものと考えられます。トラウマを抱えて生きることは、PTSDの典型的な症状のみならず、さまざまな心理的反応を引き起こしますが、Eくんは学校生活場面で「問題行動」という形で行動化し、身体不調を訴えて保健室利用が増えるなど、担任の先生や周囲の大人の目に留まりやすい「行動上の問題」としてトラウマ関連症状が現れました。治療経過のなかで、フラッシュバック

を認め、過覚醒、抑うつ状態であることがわかり、また、悲嘆反応の深まりが強い罪悪感を生み、それらの心理的ストレスが「行動化」「身体化」した状態と考えられました。

Q 父親に対してはどのようなサポートが必要でしょうか。

A 隔週の定期的な受診のために、父親が休みを取り、単身赴任先から片道3時間かけてEくんの通院に付き添ったこと、その行為そのものが治療的効果を生んだことは明らかでした。

伴侶を亡くして悲嘆に暮れ、無力感を抱いていた父親にとって、「子どもの回復のために役に立っている」ことを、きちんと評価され労われることが肝要であったと考えられます。治療者からのこういった肯定的なフィードバックは、父親を心理的に支え、ひいては子どもを支えることにつながります。

治療者・支援者の心得として、母親のいなくなったひとり親家庭での子育てに不安を抱くのは「当然のこと」として、その心情に寄り添い、養育の不安を軽減するような具体的なアドバイスをすることも重要です。

治療者や支援者の役割は、プレゼンス（存在すること）そのものにあるといっても過言ではありません。肉親や伴侶を失い、住処を失って混乱し、不安を抱き、悲嘆にくれる人々にとって、定期的に訪れる（受診する）場所があること、そこにいつも同じ人（主治医や支援者）が穏やかに安定した様子で待っていてくれること、この治療構造が、安心安全をもたらし、再び歩き出そうとする勇気を支えることになるのです。

治療の経過

　ストレス反応としての抑うつ状態、睡眠障害などの一連の症状に対して、精神療法（カウンセリング）を継続しつつ、うつ状態と不眠の改善を目的とした薬物療法も併用されました。また、「自分が自分じゃない感じ」「自分を天井のあたりから見下ろしているような感じ」といった症状は、いわゆる「解離」が起こっているものと考えられました。そのため、他者の目には人の話を聴いていないように映ったり、ぼーっとしていたり、言ったことや聞いたことを覚えていないなど、コミュニケーションの齟齬が生じてしまうこともあり、次第に学習や友達関係にも影響が出始めていました。「解離」については本人・父親・学校の先生に説明し、症状の理解を深めてもらう機会を持ちました。また、学校でのEくんの「問題行動」は単なるわがままや反抗ではなく、その行動の背後にあるさまざまなトラウマ関連症状について知り、トラウマが成長発達に及ぼす影響を理解したうえで保護的かつサポーティブに配慮してもらうよう、学校と医療の連携をより一層深めることを目指しました（トラウマインフォームドケア（TIC）という）。

　下宿先では涙を見せまいと必死だったEくんは「（母親を思い出して）つらい時は、お風呂で洗面器に顔をつけて泣く」と話し、数回の面接を経た頃には、少しずつ喪失体験に向き合えるようになっていました。「あの日、ポケットに10円玉が入っていた。津波の直後に、母親に自分が電話をかけて、すぐに逃げるように言ってあげていたら、母親は助かったのかもしれない」といった思いにとらわれていることも吐露できるようになりました。「母親の死を、まだ認めたくない」「同級生に話しても、（同じ経験をしている人はいないので）わからないだろう」「夢に出てきてくれて母親に会えただけでも、嬉しい」などと、

正直な思いを話しながら、治療者と共に気持ちを整理していく過程で、次第に服薬の効果も出始め、食欲も回復し、少しずつ授業に出られるようになっていきました。

> **用語解説**
>
> ### 解離
>
> 精神医学における「解離」とは、自分の体験した出来事の記憶や考え、感情、行動などの一部を脳が自分の意識から勝手に切り離してしまう現象をいいます。「解離性障害」とは、耐えられないほどのつらい出来事やストレスがあると、その記憶や感情を脳が切り離してしまい、記憶を失ったり、自分が自分でないように思えたりする障害のことをいいます。記憶の一部分もしくは全部をなくしてしまう記憶喪失や、自分が自分である感覚がなくなる、勝手に身体が動いてしまう、幻聴・幻視などさまざまな「解離」症状のために、日常生活や社会生活に支障をきたしてしまう精神疾患です。
>
> 解離性障害の人でなくとも「解離」現象は起きており、人は日常的に「解離」を駆使して生活をしているとみることもできます。例えば、「スマホ画面に夢中で、友だちに話しかけられても気づかなかった」「本を読んでいて、電車を乗り過ごした」なども行動（状況）と意識が解離した状態です。日常生活・社会生活に支障をきたし、本人や周りが辛い思いを抱えている場合に、「障害」として治療が必要となります。
>
> ### トラウマインフォームドケア（Trauma-Informed Care：TIC）
>
> 「トラウマ」とは個人の力では対処できないような衝撃的な出来事を体験することによって生じる心理的ストレス（病因）と、それによって引き起こされる「心的外傷」（障害）のことを指していいます。
>
> 自然災害や虐待、いじめなど、子どもがトラウマティックな出来事に遭遇するリスクは確実に存在します。現前の症状の背後にあるトラウマの存在に思いを馳せ、トラウマの視点から理解して関わる姿勢が治療者・支援者に求められます。トラウマインフォームドケア（TIC）とは、当事者に関わるあらゆるスタッフ（治療者、支援者、教師、保育士など）が「トラウマを念頭に置いて関わるケア」のことであり、TICの概念に基づいて

CASE 5 喪失体験によりうつ症状や不眠を呈する

広く関係者や施設がトラウマを共通理解して取り組むことが望まれます。

TICのポイント＜4つのR's（Hopperら）＞
①トラウマの広範な影響を理解すること（Realize）
②トラウマの兆候に気づくこと（Recognize）
③トラウマの知識を方針、手続き、実践に組み入れ対応すること（Respond）
④再受傷を防止すること（Resist re-traumatization）

TICのキー概念（Hopperら）
①**トラウマへの気づき**
　トラウマ体験によりどのような症状や行動が現れるのか、トラウマの影響力を支援者が理解すること。症状や行動そのものが病理的なもの（病気の症状）なのではなく、トラウマ体験に適応するために出現している「反応」ととらえる。

②**安全性の重視**
　身体的、情緒的安全感を抱けるように注意を払う。トラウマに関連する「トリガー（※1）」に気づき、再受傷を回避できるように配慮する。プライバシー、文化的な相違やジェンダーを含む多様性に配慮した相互的な尊重は情緒的な安全感を発展させる。

③**（自己）コントロール感の回復**
　トラウマ体験そのものも、それによる反応も、予測不能で主体的な対処が困難であるため、自己コントロール感が奪われる。TICではコントロール感を回復するために、当事者自身が積極的に物事の選択に関与できるよう促す（自己決定）。

④**ストレングスに基づくアプローチ**
　TICは当事者のレジリエンス（※2）を伸ばせるように、未来に焦点を当て、習得能力を活用するようにする（病因・原因探しに力点を置かない）。

学校精神保健で求められるTIC
　子どものトラウマ体験が学校生活や精神的健康に大きな影響を及ぼすことが知られてきています。Eくんの例では、学校での問題行動、多彩な身体症状の陰に、母親・祖父母・住み慣れた家を津波で失ったというトラ

ウマ体験の影響がありました。教師、学校心理士、スクールカウンセラー、スクールソーシャルワーカー（SSW）などの学校精神保健の専門家がTICの概念を共通認識として持ち、取組みポイントを共有し、子どものこころのケアに当たることが重要です。そのための土壌づくりが急務であると考えられます。

（※1）トリガー

　もともとは「引き金」を意味する言葉で、ある出来事や状態のきっかけ・誘因となる事柄を指します。トラウマ関連障害においては、トラウマ症状を引き起こすきっかけ・誘因となるものを指して「トリガー」といいます。トリガーはさまざまな感覚記憶を喚起します。例えば、似たような景色、光、色彩、匂い、音、シチュエーションなどのあらゆる感覚刺激が、一瞬で当時の感情や感覚を蘇らせてしまうのです。

（※2）レジリエンス

　精神的に回復する能力。もともとは物理学の用語で、ある物体が外から加えられた力によって凹んだり曲げられたりした際に壊れることなく元の形に戻る状態を指して「レジリエント（である）」といいます。そのことから転じて、変化や逆境的境遇に適応したり、そこから回復したりする能力のことを「レジリエンス」と呼びます。アメリカ心理学会の定義では、「逆境、トラウマ、悲劇、脅威、極度のストレスに直面するなかで適応していくプロセス」とされ、トラウマからの回復にまつわる重要な概念となっています。

CASE 5 　喪失体験によりうつ症状や不眠を呈する

CASE 6　Fくん（12歳・男子）

不登校で自閉スペクトラム症（ASD）が顕在化
未診断の自閉スペクトラム症（ASD）

　Fくんは発災当時12歳（小6）、ひとりっ子。家は商売を営んでいましたが、震災で自宅兼店舗が全壊してしまったため、Fくん一家は避難所での生活を余儀なくされました。両親は壊れた店舗の後片づけや商売の立て直しに奔走していました。避難所では緊張のあまりゆっくり休むことのできなかったFくんは、祖父と一緒に、親戚宅で寝泊まりすることになりました。この間、避難所にいた両親とはほとんど会うことができませんでした。Fくんは、慣れない環境での生活に緊張はしていましたが、騒いだり泣いたりすることもなく、大人しく健気に、状況に順応して生活できているように見えていました。

受診の経緯

　発災から約1か月が経ち、中学に入学した直後から学校で体調が悪くなる日が続き、腹痛・頭痛などのために学校を休みがちになりました。また、赤ちゃん返り（母親のあとを追う、おっぱいを吸う真似をするなど）のような状態になり、母親から離れられなくなりました。8月から仮設住宅に入居しましたが、2学期からは全く登校しなくなり、無理に登校を促すと布団にもぐりこんで、出てこなくなってしまいました。母親や担任が、学校に行きたくない理由を尋ねても、「お腹が痛くなるから」以外に説明できませんでした。担任が家庭訪問しても布団をかぶって隠れてしまい、顔を見せない日が続いたため、学校からの紹介でその年の10月に「子どものこころのケアセンター」を受診しました。

初診時の様子

「登校すると腹痛や吐き気が起こり、体調が悪くなる」と訴えるFくんでしたが、「どんな痛みなのか」を問われると、頭を抱え込んで「えーと、えーと……」と途方に暮れ、上腹部を指さして「ここが痛い」と言うばかりでした。自分自身の心身の状態に気づくことや、それを言葉にして表現することが難しい様子で、隣にいる母親が「……という意味です」「……ということです」と解説をするのを、うんうんと頷いて聞いているのが印象的でした。

また、こちらからの質問の表面だけを受け取ったり、質問の意図を理解できずに混乱したりする様子がみられました。例えば、中学校で不登校になってしまった背景を明らかにしていくために診察医が行った質問「小学校と中学校で、違っていると感じたことは何ですか？」に対して、頭を抱えて悩んだ末に「中学校の職員室は、2階にある！」と答えました。また、津波から何とか逃れた大震災の恐怖体験を問われると、「いやあ、まず、ヒマでした。やることがなくって。ゲームも外遊びもできないし」「避難したお寺でずっと座っていたのでお尻が痛かったですね」「家が高台にある女子が、(自分の家は流されていないのに) 皆と一緒になって泣いているのが不思議でしたね」と答えました。

学校に行けないことの他に「困っていること」がないか尋ねると、毎晩夜尿が続いているにもかかわらず、「特にない」との返事でした。

本人の生育歴・発達歴

Fくんは、商売をやっている家庭のひとりっ子として育ち、忙しい

両親にとっては「手のかからない子」「何に対しても素直で受け身的な子」でした。その一方で、とても慎重なところがあり、頑固で、変化を嫌う性格であることに母親は気がついていました。気持ちや感情を言葉にして表すことが苦手で、ひとり遊びを好み、マイペースで他児にあまり関心を示さないことを、保育所に上がってから指摘されるようになりました。

小学校では、まじめでおとなしく、学習面でも大きな問題はありませんでしたが、コミュニケーションは母親頼みのところがあり、友達はごく限られた幼なじみ数人のみでした。家族内では、トランプやゲームの時に異常なほどの負けず嫌いで、自分が勝つまで繰り返し対戦することを両親に要求しました。また、段ボール箱の中にすっぽりと入って、タオルをかぶって過ごすのが大のお気に入りで、食べ物の好みは極端に偏っており（偏食）、夏でも長袖で過ごすなど暑さに鈍感なところがありました。自閉症特性の評定尺度（PARS）では幼児期も現在も高得点で、自閉スペクトラム症（ASD）の可能性が示唆されました。

こんなFくんの特徴を、母親は「なんとなく他の子とちがうな」と気づいていたのですが、両親そろって商売に忙しく、幼い頃からあまり積極的にかまってあげられなかったことや、津波被害の後、母親自身が生活の立て直しに奔走して忙しく、Fくんのさみしさや不安（特にFくんは言葉で表さないので）に気づいてあげられなかったことなど、「自分の育て方・接し方が不十分なために不登校になってしまった」と自分を責め、思い悩んでいることがわかりました。

治療開始後の本人と周囲の状況

学校に行かないFくんを何とか登校させようと、同居の祖父、父親

ともに厳しく叱咤激励していましたが、Fくんはますます態度を固くし、学校の話には耳をふさいで、布団をかぶって出てこなくなっていました。また、本人の体調の悪さや不安について、母親が学校に説明しても「過保護なのでは？」「甘えでは？」と決めつけられ、「とにかく登校するように」の一点張りの対応をされたことで、母親は学校不信の状態に陥っていました。

Fくんは、「体調が悪いから学校にいけない」と主張するだけで、なぜ学校に行こうとすると身体症状が出るのか、学校の何が嫌なのかなどの具体的なことや、自分自身に起こっていることについての自己モニタリング（気づき）は極めて困難でした。また、夜尿が続いていること、朝は気分が沈んで起きられないこと、疲れやすくてやる気がでないこと、夕方になると元気になることなどについては、質問されなければ自分自身でも気がつかない状態でした。

Q Fくんの様子からどのような精神状態が考えられますか。

A 初診に至るまでのエピソード、診察室でのやりとり、発達の様子などから、Fくんにはもともと「自閉スペクトラム症（ASD）」があり、知的な問題はなく、おっとりとした受け身型の性格であったために、その特性が大きな問題とならずに、大震災前はそれなりに小学校生活に適応できていたものと考えられます。しかし、東日本大震災を契機として、慣れ親しんだ環境を失い、社会とのつながりを支えてくれていた母親が生活再建のために不在がちとなることで、それまでの生活のペースが完全に崩れてしまいました。ASDゆえ

に、変化や新奇場面への対応が苦手なうえに、さらに中学進学という新たな環境へ適応することを求められるなか、Fくんの心理的負担は増大し、その不調を上手に言語化できないため、さまざまな身体症状（腹痛、頭痛、吐き気、倦怠感など）や行動（不登校、退行）として現れたものと考えられます。

このように、大災害などの大きな環境の変化に起因する不適応症状を契機として、未診断の自閉スペクトラム症（ASD）などの発達障害が顕在化することがあります。

Q　医療者・支援者としての役割として重要なポイントは何でしょうか。

A　Fくんのケースで重要なポイントは、不適応症状の背後にある「発達障害」の見立てと、「母親支援」です。Fくんは自分自身の「困り感」に気づきにくく、それを言語化して他者に伝えることも苦手でした。震災後しばらくして不登校状態に陥ったFくんの発達的な特徴・特性をアセスメントし、診断告知し（ASD）、家庭と学校に対して心理教育を実施して、特性理解・情報共有に努めました。またFくんに対しては、「困ったときの具体的な対策」を本人と一緒に考え、発達特性を踏まえた実行可能なスキルを少しずつ身につけるような支援を行いました。

また、母親の不安・混乱に対する支持的な対応を心がけ、震災関連ストレスによる母親自身の不安の軽減を図るとともに、Fくんに厳しく登校刺激する父親（夫）や祖父（義父）に対して、母親が抱いていた不満・不信の感情を受け止め、家庭内での孤独感を解消するよう支え、発達障害についての情報提供を行いました。学校に対してはFく

んの特性理解の必要性を説き、個別学習支援を実施してもらうなど、母親の学校不信を払拭するように両者をつなぐ役割を果たしました。

　子どもの未診断の発達障害と母親の不安を背景として、震災を契機に母子密着・分離不安・不登校の状態にあった親子を医療者が支え、学校と円滑に連携することで、母親のストレスを軽減し、ひいてはFくんの精神的安定・学校適応改善につながりました。

　発達に特徴のある子どものストレス関連症状を慢性化させないためには、子どもの特性の見極めと、身近な環境（＝母子関係）が安定したものになるよう、手厚い母親支援をすることが極めて重要です。

治療の経過

　Fくんは、ASD特性を持つがゆえに、変化に上手に適応できず、不安抑うつ状態に陥っていました。不安は母子密着を助長し、母親の学校不信や、子育てについての罪悪感（幼い頃に手をかけてあげられなかったこと、震災直後そばにいてやれなかったこと）がさらに拍車をかけました。また、倦怠感や不眠、自律神経症状などの身体不調は、Fくんの学校不適応に大きく影響していました。

　そこで、まずは身体不調についてのガイダンスと不安抑うつ症状についての心理教育を行い、Fくんが自分自身の症状について自己モニタリングできるようになるための方向づけを行いました。さらに、不安、不眠、夜尿などに対して薬物療法を行い、睡眠の質を改善するようにしました。加えて、母親に対してASDの疾病心理教育を行い、Fくんの一連の症状や行動は、単に、震災ストレスや育て方、学校の対応のまずさだけによるものではなく、Fくんの特性と周囲の環境との

相互作用のなかで起こってきていることを理解してもらい、特性に見合った適切なサポートを行っていくように促しました。家庭では、父親と祖父による厳しい登校刺激は控え、Fくんのペースを尊重しながら、スモールステップで登校時間を延ばしていくように計画しました。

　Fくんは、家庭でのサポートに加えて、幼なじみの誘いや学校での理解ある対応を得て、少しずつ学校で過ごす時間が長くなり、1年後には毎日登校できるまでに回復し、翌年の修学旅行にも無事に参加できたことを見届けて、治療終結となりました。

用語解説

自閉スペクトラム症（Autism Spectrum Disorder：ASD）

　「自閉症」や「アスペルガー症候群」などが統合されてできた診断名です（アメリカ精神医学会作成「精神疾患の診断・統計マニュアル：DSM-5」による）。社会的コミュニケーションに困難さがあり、限定された行動、興味、反復行動などが起こります。知的障害や言語障害を伴う場合と伴わない場合があり、症状は発達段階、年齢や環境などによって大きく変化するといわれています。

　自閉スペクトラム症（ASD）の原因はいまだ特定されていませんが、何らかの生まれつきの脳機能障害であると考えられており、しつけや愛情不足といった親の育て方が直接の原因ではないことがわかっています。現在のところ、先天的な遺伝要因にさまざまな環境的な要因が重なり、相互に影響しあって脳機能の障害が発現すると考えられています。

3 医療の立場からみえてきたこと

子どものこころのケアの留意点

　強いストレスを受けた際の子どもの反応の特徴として、大人に比べて、ストレス反応が身体の不調や行動上の問題としてあらわれやすいことがあげられます。子どもは、自分自身に起こっていることを、言葉で理解することも、言葉で表現して伝えることもまだ十分にできないことが多いため、苦悩が身体の症状として出たり、行動が変化したりすることで周囲に気づかれることがあります。

　身体症状としては、食欲不振や消化器症状、頭痛、排泄の失敗や頻尿、夜尿、不眠などがみられ、かゆみなどの皮膚症状や喘息などのアレルギー症状がひどくなることもあります。

　行動上の問題では、落ち着きなく動き回る、過度のおしゃべり、集中困難、赤ちゃん返り、異常に強い甘えなどがみられたりします。反抗的になる、乱暴になる、学童期には学習能力の低下や、以前に楽しんでいた活動に興味がなくなるなどの変化がみられることもあります。ひきこもりがちになり、自傷行為や無謀な行動に走る場合もあります。

　これらは、子どもの自然な特性として、気持ちを言葉にすることやメタ認知（自分を他者の目で観察すること）が未発達であることとも関連しています。何も言わないからといって、何も感じていないわけではない、あるいは、子どもが言葉で表現することだけがすべてではないかもしれない、という見方を忘れないことが重要です。

　また、CASE 3 でも紹介したように、子どものストレス反応は、遊

びにあらわれることもあり、強い不安を伴って、ポスト・トラウマティック・プレイと呼ばれる、強迫的で不毛な遊びに繰り返し没頭してしまう場合もあります。通常、子どもは、自分が経験したさまざまなことを、遊びを通して表現したり、確認したりしながら乗り越えていくことが多く、このような遊びは「適応的再演」と呼ばれ、決して病的な状態ではありません。一方、ポスト・トラウマティック・プレイは、健康的な成長を促すことにはつながりにくく、むしろ、そのことにこだわり、繰り返し再現することで、不安をあおり、不安定な状態から抜け出せなくなってしまいます。とくに、トラウマを体験したときにはできなかった、自分の身を守るための行動が、再演として出てきている場合、結果的に加害行為という形で繰り返されることがあります。その行為そのものだけをみて頭ごなしに叱るだけでなく、大人がトラウマ症状であることに気づき、適切に介入して、適応的再演、健康的な遊びへと導いてあげることが大切です。

　また、震災後数年が経過すると、その記憶は「風化」していき、たとえこころに深い苦悩を抱えていても、それを口に出す機会は極めて少なくなっていきます。それは自然な回復の経過でもありますが、子どもは震災やトラウマ体験について「聞かれれば話す」というスタンスのことも多いものです。逆に言えば、「聞かれなければ、（自分からは）話さない」ということを意味します。根ほり葉ほり興味本位で尋ねることは、もちろん避けなければなりませんが、子どもがトラウマの記憶をしまい込んだまま、人知れず苦悩を抱えている状態を打開できるような手助けを、時機をみて適切に行っていくことは、数年を経た長期的な課題として意識しておくべきことだといえます。

3 医療の立場からみえてきたこと

子どもは発達の途上にある

　もう一つ、子どものこころのケアにおいて大切なポイントは、「子どもは、大人のミニチュアではなく、こころも、身体も発達途上である」という理解を持つことです。世の中や出来事を、どのように認識し理解するかは、その年代によって違います。小さな子どもは、出来事の意味や、客観的な事実を理解できない場合があり、目の前で起こった不幸で恐ろしい出来事を、「自分のわかる範囲」で理解しようとして、自己関連づけが起こりやすくなるので注意が必要です。

　また、発災後まもなくの「事態の理解」と、数年を経て認知が発達したのちに起こる「再発見・再認識」によって、傷つきがより深くなる場合もあるため、長期的に見守りつつ、年齢と発達に応じた心理教育を加えるなどの配慮が必要になることがあります。

長期的課題、7年目の現状

　いわてこどもケアセンターの診療データでは、発災から4～5年目でも、被災地新規受診者のストレス関連障害の割合は40％程度で推移しており、数年を経て症状化する例も少なくありません。しかし、年を経るごとに、ストレス関連障害の割合が減り、発達障害・情緒障害の割合が増加する傾向にあります。震災を直接原因としたストレス反応よりも、本来の発達特性の問題、不登校、機能不全家族など、日常的な問題が主な受診理由になってきています。この背景には、震災後の慢性的なストレス状況下での生活に身を置くなかでの、もともと脆弱性を持つ子どもたちの不適応の顕在化という現象があると考えらえます。震災をきっかけとした、生活の変化と不安定な環境の長期化に

伴い、診断閾値下を含めた発達障害特性を持つ子どものトラウマ関連症状の遅発・遷延・複雑化がみられます。

　数年を経てトラウマ関連の主訴で受診する子どもの症状の特徴として、①震災前に何らかのトラウマ体験がある、②心的外傷後ストレス障害（PTSD）症状（部分的）を呈する、③情動コントロール困難（怒り・攻撃性）、④対人不信・否定的自己観など、対人的な傷つきの蓄積による問題をもつ、⑤発達障害特性（診断閾値下も含め）を有する、ということがあげられます。さらに、長期的に治療が必要となる子どもの特徴としては、上記に加えて、圧倒的な喪失体験（家族やペットの死）を有する、行動と情緒の問題が深刻である、転居・転校などで、「トラウマ体験を共有できない」環境におかれている、家族がサポートの得られにくい環境に置かれている、などの問題を抱えていることがあげられます。

発達障害特性の顕在化
〜自然なサポートが失われて

　岩手県沿岸部に代表される医療過疎が深刻な地域では、児童精神科や発達外来などの子どもの心理的発達に関する医療資源は乏しく、専門家に相談するためには、県都まで何時間もかけて出向く必要があるなど、専門治療へのハードルは非常に高い場合がほとんどです。その一方で、コミュニティの結びつきが強く、地域の人々による見守りや相互理解などによる「ナチュラル・サポート体制」が年余にわたってしっかりと構築されていることも少なくありません。

　そのような自然なサポートに守られて、健やかに成長していた子どもたちのなかには、潜在的な脆弱性をもつ（スペクトラムの辺縁にいる）子どもも少なからず含まれていたと考えられます。慣れ親しんだ

人々との別れによって、サポート体制が崩壊し、そのような子どもたちの不適応が顕在化することによって発達面に悩みを抱える子どもが増加しているという現象は、岩手県に限らず、宮城、福島でも同様に観察されます。

さらに、親の側の慢性的なストレスや生活上の問題が子どもの発達に影響しているケースや、震災前からの家族葛藤や親の養育能力の問題が、地域のサポートの崩壊によって顕在化し、増幅されるケースもみられます。このように、社会的・心理的・生物学的問題が複雑に絡んで悪循環を生み、周囲が復興し社会が「震災」を忘れていくなかで、ひっそりと苦悩を深める親子がサポートを得にくいという状態が人知れず続いているのです。

震災以前の岩手県沿岸部は、都市部とは異なり、学校区を単位とし

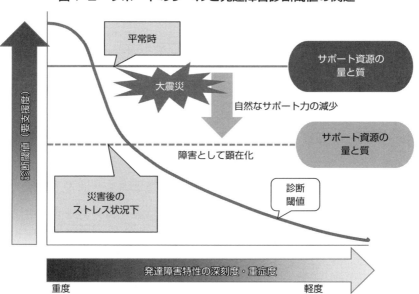

図1-2　サポートのレベルと発達障害診断閾値の関連

たコミュニティのまとまりが強く、それが子どもたちの生活範囲を規定し、成長発達過程を支えていました。しかし、仮設住宅入居や転居により、コミュニティの離散がおこり、学校区単位では掌握できなくなり、地域の"自然な"サポートシステムが機能不全に陥ったことによって、子どもたちは「これまでのやり方が通用しない」事態に追い込まれます。これまでの研究や臨床的な実感からも、震災が発達障害の"原因"ではないことは明らかですが、震災による環境の変化やさまざまなストレスが「発達凸凹」を「発達障害」として顕在化させている、という視点は欠かせないものと考えます（図1-2）。

トラウマと行動上の問題の関連

　発達障害児が、受診するきかっけとなる主訴としては、外在化された問題や疼痛など、周囲にわかりやすいものが多いのが特徴です。したがって、発達障害児の抑うつや不安（内在化症状）は、行動上の問題として現れなければ見逃される可能性があるということでもあります。

　自閉スペクトラム症（ASD）の子どもの場合を例にとると、①トラウマ反応としての「過覚醒状態」や「易刺激性」による不適応症状、②ASD特性としての「認知特性」や「感覚特異性（過敏）」による不適応症状は、一見して区別するのは容易ではなく、1）①が強く出ている子ども、2）②が強く出ている子ども、3）①＋②により症状が複雑化している子ども、のうち、大震災後のストレス状況が遷延するにつれ、多くの子どもたちが3）の複雑な状況に追い込まれていきます。さらに、環境や養育の問題と絡んでアタッチメントスタイルに影響が及ぶことも容易に想像され、事態はますます複雑で困難なものとなります。（図1-3）

3 医療の立場からみえてきたこと

図1-3 トラウマと子どもの心理発達・行動上の問題の関連

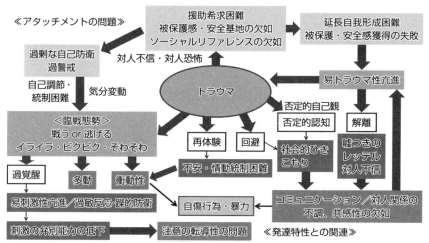

出典：八木淳子「トラウマの治療」『発達障害医学の進歩27』2015年を改変

「発達障害特性」だけで片付けない

　ASD児が、トラウマ反応による攻撃性やパニックを呈すると、「障害特性による行動上の問題」で片付けられてしまう危険性があります。しかし、ASD児がトラウマを受けると、記憶形式の特徴や感覚特異性によるフラッシュバック、タイムスリップが起こりやすいことを知っておく必要があります。つまり、いわゆる「パニック」を、「いつものこと」と片付けず、背後にトラウマが潜んでいないか、トラウマによる症状ではないか？　というトラウマインフォームドの視点で、周囲の大人や支援者が見極めていく姿勢が肝要です。

　さらに、こだわりによる記憶の反芻が繰り返されると、深い抑うつ状態に陥ることがあるため、周囲の大人たちはその変化に気づく感度を上げておく必要があります。

トラウマ関連障害の治療と支援

　大震災後のこころのケアにおいては、多層的な支援体制づくりとトラウマインフォームドケア（TIC）の推進が必要です。

　傷ついた子どものこころの回復には、安心感と人とのつながりが大切です。特に、母親や身近な大人の存在は、子どもにとって回復のためのよりどころです。子どもが安心できる環境を確保するためには、周囲の大人の安定が大前提であり、「保護者支援」は重要なポイントとなります。

　学校は子どもたちを守り、居場所を提供する、最も身近で安定した一つのコミュニティ単位です。これらが機能するためには、平時から、子どもとその家族を地域で支えるための多層的な支援の仕組みづくりが必要です。それでも、治療を要するようなトラウマ関連症状を呈したり、不適応症状が続く子どもたちには、専門的な介入や治療が必要になります。図1-4は、子どもに実施される認知行動療法の手法に

図1-4　子どものトラウマケア・パッケージの多層的位置づけ

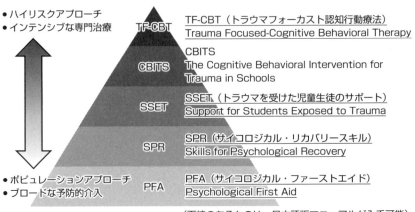

（下線のあるものは、日本語版マニュアルが入手可能）

よる構造化されたトラウマ治療の、多層的な位置づけを示しています。

　さらに、目の前の人が見せている症状や問題行動の背後に、トラウマの影響がないか、という視点をもって、トラウマについて熟知したケア（トラウマインフォームドケア（TIC））の概念が、支援者・医療者のあいだで浸透していくことが望まれます。TICの考え方を、学校の職員や、職場スタッフ全体、医療チーム全体に周知徹底することは非常に有用で意義のあることです。トラウマによる影響や症状についての理解を深めておくことにより、無理解からくる不用意な声がけや叱責で当事者をさらに傷つけてしまうようなことを防ぐことができます。そうすることで、トラウマによる行動上の問題に支援者・医療者がいたずらに傷つきマイナス感情を抱く、という不毛な悪循環を断ち切り、トラウマによる症状に苦悩する人々の真の理解、支援につなげることができるのです。

　トラウマを負い、不適応に陥った子どもを治療・支援する際には、その子どもを取り巻くシステムのどの部分が不具合を起こしているのか、遺伝的・生物学的要因、環境要因、保護因子となりうるものを、内的要素・外的要素、マクロからミクロレベルまで、あらゆる角度・方向から包括的にみたて、まさにその子の発達の最近接領域（の可能性）を丁寧に見つけ出していく作業が求められます。それを可能にするためには、子どもの心身の発達について、それらを支えるものも含め、平時から出来る限り詳しく理解しておくことが肝要です。

> コラム
>
> # いわてこどもケアセンターの役割
>
> いわてこどもケアセンター　社会福祉士　**玉山宏美**

岩手県の実情

　いわてこどもケアセンターは、2013(平成25)年5月に開設されました。
　もともと岩手県は、医療資源が不足しています。東日本大震災で甚大な津波被害を受けた沿岸地域においては、その問題はさらに深刻です。子どものメンタルヘルスに関わる専門職も全県的に不足していました。
　岩手県の県土は広大です。いわてこどもケアセンターのある矢巾町はほぼ県央に位置していますが、そこから沿岸に出向くには、東北新幹線はやぶさで東京に到着しても余るくらい、飛行機で花巻空港から大阪や札幌に飛んでもなお余るくらいの移動時間を要します。逆に沿岸地域の方が内陸部にある病院を受診する場合、移動と受診で1日がかりとなってしまいます。

開設まで

　東日本大震災後の子どものこころのケアを行うための機関は、被災地域に、継続可能な体制で設置する必要がありました。震災後の混乱のなか、それは大変難しい課題であっただろうと思います。その時に活かされたのは、震災前からのネットワークでした。児童精神科医、被災地域の小児科医と子どもに関わる支援者、岩手県の児童家庭課が連携し、震災の3か月後には「宮古子どものこころのケアセンター」が宮古児童相談所内に設置されました。その後、翌月には「気仙子どものこころのケアセンター」、翌々月には「釜石子どものこころのケアセンター」と、各地域に設置が実現しました。これらのセンターでは、児童精神科医による専門的な治療のほか、子どもと家族に対する相談対応、地域の支援者や教員に対する後方支援(コンサルテーション等)や研修などが行われました。
　これら沿岸3か所の「子どものこころのケアセンター」の機能をさらに中長期的に継続していくための中核施設として、岩手県から岩手医科大学への事業委託により「いわてこどもケアセンター」が開設されました。岩手県においては初の児童精神科専門クリニックとなり、子どものこころの問題全般に対応することや、より専門的なケアが必要なケースへの対応、

子どもデイケアの実施などが可能となりました。中央センターでは診療のほか、週1回沿岸3地域での巡回診療も継続しており、受診者数は年々増加しています。

　いわてこどもケアセンターは、児童精神科医、心理士、看護師、精神保健福祉士、作業療法士、保育士、事務員と多職種により構成されています。クリニック開設にあたり、子どもを取り巻く東日本大震災の被災状況、岩手県内における子どものこころのケアに関する取組みの経過、子どものこころのケアセンターの取組み状況、子どもへの精神医学的介入や、トラウマとトラウマ治療などについて、スタッフ全員で学び、理解を深める作業からスタートしました。

　開設後は医師を中心に、それを支える多職種連携のあり方をチーム内で模索しながら業務にあたっています。治療に関すること、情報共有の仕方、各職種の業務内容の理解等さまざまな課題に直面することがありますが、何か課題が見つかった時には可能な限り全職種スタッフでそれを共有し、話し合い、お互いの理解を深めることやより良い方法を探すという作業を繰り返し行いながら運営しています。

多職種連携とネットワーク構築の重要性

　宮古子どものこころのケアセンターが設置された当初から、地域における多職種連携とネットワークの構築ということが重視されてきました。医療資源の不足している岩手県においては、各地域における保育所や幼稚園の先生、学校の先生、市町村や支援機関などのソーシャルワーカーや支援員、心理士等の連携なくして子どものこころのケアの充実は実現できません。それぞれの地域にすでに構築されているネットワークをより活かしていくこと、そのなかで従事する人のつながりが強化されていくことにより、各機関の担う役割が見える化し、問題の発見と地域での対応などが可能となります。何よりも、困った時に地域で安心して相談できるということが大切です。

　いわてこどもケアセンターに事業が移行してからも、支援者支援のためのコンサルテーションや研修会の実施、子どもに関わる専門職の育成と確保がその役割として掲げられています。いわてこどもケアセンターも、県内において多職種連携の一翼を担っていけるよう、今後も邁進するのみです。

> コラム

コホート調査からみえてきたこと

いわてこどもケアセンター　社会福祉士　**玉山宏美**

調査実施のコーディネーターとして

　沿岸被災地での2つのコホート調査に関わるようになってから6年目。コホート調査とは、ある共通した要因をもつ集団（コホート）を対象として、長期間にわたって行われる追跡調査のことをいいます。

　東日本大震災の被災地域において、子どもの育ちやメンタルヘルス等に関する調査を実施しています。

　なかでも私の役割は、主に調査を実施するためのコーディネートです。その役得で、色々な立場の方々と関わりをもつ機会をいただいています。調査に参加する子どもや保護者はもちろんのこと、保育所やこども園の先生方、調査にスタッフとして参加する専門職などです。こういった方々と調査をきっかけにお会いし、長く関わらせていただくと、その存在感や、専門職としての心根や技術に感動したり、思わぬ気づきに出会ったりすることがあります。

　まず調査を始める際に欠かせないのが、保育所の先生方の協力です。子どもたちや保護者の方々が信頼している保育所の先生方の信頼を、我々がまず得ることが重要です。

　ごあいさつにうかがい、まずは調査の内容を一通りご説明した後で、震災当時の状況についてお話をうかがうことがあります。数年を経ても、その当時の天気、肌に感じる寒さ、その時何を見たか、どう考えて動いたかといったことを詳細に記憶されており、語ってくださることがあります。

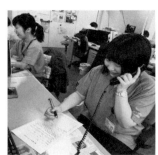

調査面接後、保護者フォローアップコールするスタッフ

地域を支える保育所の役割

　ある保育所は、震災の直前に新園舎が完成したばかりだったといいます。震災があった日、津波は新園舎のすぐ近くまできたそうですが、何とか

3 医療の立場からみえてきたこと

流失は免れて、直後からは、避難所として、地域の方々に園舎を開放したそうです。

新園舎の外観は、虹を連想させるようなカラフルな色使いになっています。保育所から海までの間にあった家がほとんど流され、地域の景色が一変したなかで、明るい色使いの新園舎がそこに建っていることが安心や希望につながっていたと、後々地域の方からお話があったそうです。園長先生は、新園舎が地域の方の支えになったことがうれしかったとお話ししてくださいました。

もう一つ、印象に残ったお話がありました。

新園舎を避難所として開放した際、赤ちゃんを連れた母親も避難してきていたそうです。避難所として使っていた当時の写真を見せていただいたのですが、その空間は家族ごとの仕切りなどはなく、皆が重なり合うようにして寝ている状態でした。

そこに赤ちゃんを連れてきた母親が、おそらく周りの方にかなり気を遣う状況であったことは想像に難くありません。避難者のなかにそうした方がいるのを見た園長先生は、別の場所にある学童保育所を子ども連れの方専用の避難所として開放したとのことでした。小さい子をもつ母親にとっては、それがどれだけ大きなサポートになったことでしょうか。

非常時にこの保育所が地域の支えになったのは、おそらく外観のせいだけではないだろうと考えます。園長先生をはじめとした、保育所にいる先生方の存在も大きな支えとなっていたのではないでしょうか。この保育所は長年地域で保育所や学童保育所を運営してこられています。そのため、いま通園している子どもの保護者のなかにも卒園生がいるそうです。長年築いてこられた地域や家庭とのつながりが、非常時においても基盤となって、地域を支えたのだろうと感じました。

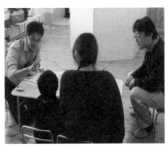

子どもの認知発達検査場面（検査者は松浦直己）

専門職の職人技

調査は保育所の先生方の多大なご協力を得ながらスタートしますが、第1

回目の調査のときは子どもも保護者も不安な面持ちで会場に入ってきます。

そこで安心感を与える役割を担うのが、面接者です。医師や臨床心理士がその役割を務めるのですが、親も子も、面接に入る前と後で、表情が全く違っています。予定していた面接時間を超過することもときどきあり、進行役としてはそのたびに「早く！早く！」とこころのなかで面接者をせかすこともあるのですが、保護者は笑顔で帰っていくので、何も言えません。子どもたちに「どうだった？」と聞くと、ほぼ全員が「楽しかった」と笑顔で答えます。対象が小さい子になればなるほど、面接者の「職人技」なのだと毎回感動させられます。

外に出向くからこそ気づくこと

ある時、面接記録を読んでいると、「年々地元では震災のことを口にしづらくなっている。だからこういう機会があるのは有り難い」「内陸の人だからこそ震災のことを話しやすい」との記述がありました。また、ご自身は直接被災されなかった方（自宅の流失などがなかった方）が「自分は被災していないから、実際は大変だと思っていても、『大変だ』とは口に出しにくい」とお話しされたこともありました。こうした感想は、意外なものでした。

"東日本大震災"というテーマがはっきりしており、年１回しかお会いしないからこそ話しやすいと感じる人もいるのだということ、被災地ではそういったニーズも潜んでいるのだと、支援者として勉強になりました。こういったニーズは、はっきりと困りごとを抱えて受診にくる病院のなかにいるだけでは気づくことができないものでした。

調査の楽しみの一つは、子どもたちの成長が見られることです。

これからもつながり続けていくために私たちがやれることは何だろう？　思春期になっても、あの子たちは調査に来続けてくれるだろうか……などと思いを巡らせながら、また次の調査に粛々と向かうのでした。

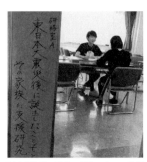

調査面接後の子育て相談に応じる筆者（八木淳子）

第２章

行政・福祉の場面から

● 福地 成 ●

1 行政・福祉における支援活動

待つのではなく、出会いにいく

　ひとたび地域のなかでトラウマとなり得る出来事が生じた時、住民が自らこころのケアを求めることは多くはありません。さまざまな理由が考えられますが、こころのケアを担う相談機関への偏見、自分が必要な状態であることを認めたくない気持ちが影響していると思われます。特に子どもの場合は自ら助けを求めることが難しく、より必要な支援につながりにくい状況になります。このような状況下において、地域全体のこころの健康を守るためには、相談機関で来談者を待つのではなく、支える側の資源が住民のより近くへ赴く必要があります。東日本大震災の後には、こうした仕組みがたくさん構築されました。

震災後の地域活動

　市町村役場や学校などの教育機関のなかには、精神科医やカウンセラーによる一時的な相談システムが構築されることがありました。市町村の保健師は、地域へ直接出向き、専門的な支援を必要とする人と出会う機会があります。そのような時に、役場のなかに専門家による相談窓口を設置していることで、住民の支援を受けることへのハードルを低くすることができました。また、学校などの教育機関に専門家が入り、必要に応じて子どもや家族と面接を行い、普段の生活のなかで必要な支援が提供できるような体制もつくられました。カウンセ

1 行政・福祉における支援活動

ラーが少ない地域では、国からの補助金によって、他県からカウンセラーが派遣される制度も運用されました。

さらには、国内外における緊急事態支援の経験が豊富なNGO（非政府組織）が被災地に入ることがありました。食料や衣類などの生活物資の支援のほか、瓦礫が残る地域のなかでも安全に遊べる遊び場を確保し、子どもを支援する大人のための研修会の開催などの役割を担いました。そこでは、震災前から活動していた国内のNPO（特定非営利活動法人）、震災後の有志によって立ち上げられたNPOも有用な支援資源となりました。仮設住宅のなかに家庭教師を派遣し、子どもたちに学習の機会を保障する団体、地域のなかに誰でも訪れることができる子ども食堂を開設する団体もありました。こうした民間団体も、支援のつなぎ先として大切な資源となりました。

災害派遣精神医療チーム「DPAT」

東日本大震災では、多くの「心のケアチーム」が支援に入りました。「心のケアチーム」は精神科医やカウンセラーなどの専門家で構成され、地域保健師の活動と連携して避難所の巡回、被災住宅の訪問を行いました。混乱をきたした子どもたちも支援の対象となり、必要な相談を行い、処方を受け、必要時には地域の専門医療機関を紹介されることもありました。

現在は「心のケアチーム」という名称ではなく、あらゆる緊急事態に対応できるように、厚生労働省により組織化された「災害派遣精神医療チーム」（DPAT）というシステムが稼働しています。これは、自然災害や航空機・列車事故、犯罪事件などの大規模災害等の後の被災者および支援者に対して、被災地域の都道府県の派遣要請により被

災地に入り、精神科医療および精神保健の支援を行うための専門的な精神医療チームのことです。大規模な集団災害においては、一度に多くの傷病者が発生し、医療の需要が急激に拡大し、被災地域の都道府県等だけでは対応が困難な場合も想定されます。被災地域の支援を行いつつ、支援のために参集する他のチームとの連携も重要です。このような活動を担うべく、専門的な技術や能力を有する災害派遣精神医療チームをDPATと呼びます。

さまざまな地域資源をネットワーク化する

　筆者は「心のケアセンター」で活動する児童精神科医です。日本では大きな災害、特に地震が生じた後、影響を受けた地域住民の心理的支援の拠点として、都道府県に一つずつ「心のケアセンター」が設置されています。東日本大震災に対する心理的支援の拠点として、宮城県には2011（平成23）年12月「みやぎ心のケアセンター」が設置されました。みやぎ心のケアセンターは上述したさまざまな組織同士をつなげ、要請に応じて家族や子どもと接触して、必要な支援を提供しています。仮設住宅など地域を訪問するなかで、行動観察から支援が必要な子どもを見つけ、その家族に接触することも大きな役割となっています。また、既に心身のバランスを崩している子どもたちへの支援だけではなく、紙芝居や寸劇、啓発グッズの配布などを通じて、健康な子どもたちへの予防教育も行っています。

　このように行政や福祉の領域では、地域のさまざまな資源を把握し、顔がつながるネットワークを形成し、お互いをつないでいく活動が大切になります。

2 ケースからみる支援の実際

CASE 1 Aくん（5歳・男子）

赤ちゃん返りを呈する
急性ストレス反応、退行

　5歳になるAくんは、父親と母親の3人で暮らしていました。そして、母親と一緒に家にいた時に地震が起こりました。母親と一緒にテーブルの下に隠れ、家具がバタバタと倒れ、食器が落ちて割れる様子を見ながら、揺れがおさまるのをじっと待っていました。住んでいた地域に津波は到達しませんでしたが、その後の余震に備えて小学校の体育館へ避難し、近所の人たちと声を掛け合って過ごしていました。避難所のなかはたくさんの人で溢れていて、騒然としていました。準備された段ボールを床に敷いて、両親と着の身着のまま避難所で過ごすことになりました。

支援にいたるまでの経緯

　避難所での生活が始まると間もなくして、母親はAくんの様子がいつもと違うことに気がつきました。いつも警戒しているような行動になり、ささいな物音にもビクビクするようになりました。そして家族の行動に注意を払うようになり、一日中母親にしがみついて離れなくなりました。心配になった母親は、避難所を管理していた保健師さんに相談しました。相談を受けた保健師さんは、びっくりする経験をした子どもにみられるこころの症状であることに気づき、各避難所を巡回している「心のケアチーム」に紹介しました。

本人のこれまでの様子

避難所へ移ってきた当初、両親も慌てていたので、Aくんの様子に気を配ることができませんでした。時間が経過し、落ち着きを取り戻すにつれて、Aくんが普段よりも大人しいことに気づきました。避難所で過ごす他の子どもたちは集まって遊ぶようになりましたが、Aくんはその輪に入ろうとせず、いつも母親にくっついていました。ドアが閉まる音に驚き、ちょっとした物音にもビクビクして、騒然とした避難所のなかでは神経が休まらない様子でした。夜は家族で寄り添って寝ていましたが、布団に入ってからの寝返りが多く、時々夜泣きもするようになり、あまり眠れていない様子でした。寝る時は枕元に懐中電灯を置き、外出用のジャンパーを着用していました。それまではほとんどなかった夜尿がみられるようになりました。行動が赤ちゃんのようになり、抱っこをせがみ、指をしゃぶり、母親の乳房を触るようになりました。5歳なのに2、3歳の子どものような言葉づかいになっていました。

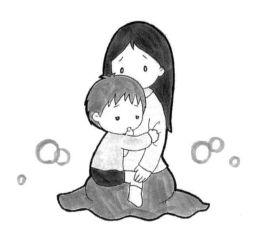

CASE 1 赤ちゃん返りを呈する

母親はつらい体験が影響していると思い、Aくんに優しく心情を聞こうとしました。しかし、Aくんはもじもじして黙り込み「わかんない」と答えるのみで、母親も困り果ててしまいました。その様子をみていた父親はしびれを切らして、「赤ちゃんになっちゃったのか？しっかりしろ。ここにいるみんなが大変なんだぞ」と怒鳴ると、ただ大声で泣き叫ぶだけで、Aくんの行動や言動が元に戻ることはありませんでした。

Q　Aくんの様子からどのような精神状態が考えられますか。

A　Aくんの症状は「急性ストレス反応」と考えられました。急性ストレス反応とは、極めて大きなストレスを体験した後、通常数日から4週間以内でおさまる一時的な反応とされています。Aくんの場合、突然に起きた地震により母親と机の下に隠れ、家の中が壊れていく様子をみて、今までにないくらいびっくりする体験をしたことが影響していると考えられました。このような体験をすると、大人の場合は不安・気分の落ちこみ・イライラなどの精神症状や、動悸・呼吸困難・めまい・不眠などの身体症状がみられます。また、警戒心が高まり、いつでも緊急事態に対応できるように準備するため、些細な刺激にも大きく反応するようになります。子どもの場合も反応は同じですが、自分の気持ちを言葉で説明することが難しいため、大人がその変化に気づきにくく、外側から行動を観察することで状態を知ることになります。

さらにAくんのような年代では「退行」、いわゆる子ども返りや赤ちゃ

ん返りがみられることがあります。退行とは、今までできていたことができなくなり、子どもの成長過程が後戻りをする現象です。年齢不相応な子ども言葉になる、保護者に過剰にベタベタする、自分でできていたことを親に手伝ってもらおうとする（食事や着替えなど）、暗い場所をこわがるなどがあります。下の兄弟が生まれた後や、びっくりする体験をした後の安心感・安全感を再確認するための本能的な反応と考えられています。

Q どのように対応することが大切ですか。

このような反応は、子どもが再び優しく守られていると実感できるようになると、自然に回復してきます。訴えを無下に否定せず、スキンシップや安心できる言葉をかけ、さえぎらずに言葉に耳を傾けることが大切です。遊びやお手伝いのなかで積極的にほめてあげることも有効です。

逆に、一喝することで強制的に保護者から引き離し、自律的な振る舞いを求める方法は望ましくありません。しかしながら、子どもが求める事柄を際限なく受け入れ、子ども返りをどんどん深める方法も望ましくありません。あくまでも保護者が動じずに、腰を落ち着けて、子どもの不安を受け止め、少しずつできることを増やしていくスタンスが求められます。緊急時では保護者自身にもそのような余裕が持てなくなるので、周囲のサポート資源を上手に活用して、自然な回復を見守る体制をつくる必要があります。

避難所の保健師さんの紹介により、Ａくんと家族は「心のケアチーム」の支援を受け、チームのカウンセラーと定期的に面接をすること

になりました。心のケアチームでは、避難所で生活する子育て家庭に向けて、緊急時に起こり得る子どもの反応についてのリーフレットを配布していました。リーフレットに基づいて、症状が一時的なものであること、時間経過とともに回復することなどの説明を受けて、両親は対応を工夫するようになりました。Aくんを無理に突き放さず、訴えに耳を傾け、安心感を与えるような対応を根気強く続けました。また、面接のなかでは家族の生活面での不安、焦る気持ちを話すことができ、被災者への具体的な経済支援の制度につながることができました。

Aくんのその後の経過

両親が落ち着いてくるにつれて、Aくんの様子にも変化がみられ、些細な刺激に対する過敏な反応は少なくなってきました。夜もゆっくり眠れるようになり、夜尿も少しずつ減っていきました。母親へのしがみつきも少なくなり、避難所のなかで親しい友達と遊ぶことができるようになりました。母親のお手伝いもするようになり、ほめると嬉しそうな表情をみせるようになりました。まもなくして幼稚園が再開し、他の子どもたちと接する機会が増え、年下の子どもたちの面倒をみるようになりました。ちょうどその時期から、赤ちゃんのような振る舞いや言葉遣いも見られなくなりました。

第2章 行政・福祉の場面から

日本小児精神医学研究会作成リーフレット

被災した子どもさんの保護者の方へ　　　日本小児精神医学研究会　V3.2 2011.3.17

災害後、お子さんに次のような症状はありませんか？

- 表情が少なく、ぼーっとしていることが多い。
- 話をしなくなったり、必要以上におびえている。
- 突然興奮したり、パニック状態になる。
- 突然人が変わったようになり、現実にないことを言い出す。
- そわそわして落ち着きがなくなり、少しの刺激でも過敏に強く反応する。
- いらいらしていて暴れたりする。
- 吐き気や腹痛、めまい、息苦しさ、頭痛、頻尿、おねしょ、眠れない、からだの一部が動かない、などの症状を強く訴える。
- 今まで、言うことを聞いていたのに反抗をする。または、逆に、急に素直になってしまった。

これらの症状は、非常に強い恐怖の体験を受けて、心が混乱したせいで起こることがあります。これを「急性ストレス障害」、長期化すれば「心的外傷後ストレス障害」といいます。

★こういう場合には、子どもたちに次のように接してください。

まずは、安全・安心を感じること、そしてよく眠れることが大切です。
① 家族が集まれたから「もう大丈夫」「ここは安全だよ」「守ってあげるからね」と伝える。
② みんな集まっているから、安心していいことを告げる。
③ 「心配なことがあったら無理しないで教えてね」と告げる。
④ こういう事件が起こってしまったことは、「あなたのせいではない」「誰も悪くない」「○○が出来なくても恥ずかしくないよ」と告げる。
⑤ 自分の身におきた恐怖の体験について、子どもが自分から話し出した時は、無理にやめさせようとせず、その事実や怖さに耳を傾けてあげてください。
　（※ただし ⓐ軽度の場合で、ⓑ子どもに表現する気持ちがあり、ⓒ被災時の気持ちを共感できる雰囲気や、体験を共有しうる場合に限ります）
⑥ 痛いところがあったら、さすってあげて下さい。
⑦ お子さんを1人にせず、できればスキンシップを心がけてください。

こういった対応は、少なくとも2・3カ月間から半年間、また必要に応じてそれ以降も絶えず繰り返して下さい。なお、このような大人の態度は、災害時でなくとも子育てには望ましい態度です。

■このリーフレットは、日本小児精神医学研究会により、地震の際に配布されたものです。
　お問い合せ先：
http://homepage2.nifty.com/jspp/jspp_website/JSPP_zai_hai_yong_gong_youfairu.html

出典：日本小児精神医学研究会ホームページ「被災した子どもさんの保護者の方へ」

CASE 2　集団支援（その1）

避難所のハイテンションな子どもたち
過覚醒、適応的再演

　避難所では、赤ちゃんから高齢者までさまざまな年代の人が入り乱れ、ほとんどの人が自分のことで精いっぱいであり、お互いを気遣うことができない状態にありました。こうしたなかで、びっくりした体験から神経が高ぶり興奮して、行動がコントロールできなくなる子どもたちがいました。また、地域のなかで誰が避難所を管理するのかが事前に決まっていなかったため、民生委員や自治会役員などの住民が対応することになり、子どもたちのハイテンションな行動に振り回されることがありました。

▌支援にいたるまでの経緯

　B地区の避難所は公民館であり、地域の自治会長がリーダーの役割を果たしていました。狭いスペースの中にたくさんの人が集まっていたため、子どもたちが遊ぶスペースを十分に確保することができませんでした。そのため、避難した人々が寝泊まりするすぐそばで、身体を持てあました子どもたちがはしゃぎ回ることがありました。疲弊した大人たちはその行動を不快に感じ、強く怒鳴りつけ、自治会長に対応を迫ることがありました。困った自治会長は、町役場に設けられた子ども相談窓口に訪れ、専門家の相談につながりました。

▌支援集団のこれまでの様子

　多くの避難所では床に段ボールを敷き、簡素なパーテーションを立てて、プライベートな空間を確保していました。そのため、隣の話し

声や物音が簡単に耳に入る状態にありました。大人たちは神経質になっており、子どものちょっとした笑い声でも気にさわり、イライラすることがありました。また、保護者はさまざまな手続きのために役場へ行く必要があったため、子どもたちを避難所に残したままで外出することがありました。大学生などからなるボランティアによる託児所が開設された避難所もありましたが、傍若無人な振る舞いの子どもたちに振り回され、対応に難渋し、疲弊している様子がありました。

　最も手を焼いたのは地震・津波ごっこでした。子どもたちが避難所の一角に集まり、「地震だ!!　逃げろ!!」「津波がきた。死んじゃう」と大声を出し、彼らが体験した状況を再現していました。多くの大人たちは、その様子を見て恐ろしい体験を思い出し、不愉快な気持ちになったため、「もうやめろ!!　外でやれ!!」と怒り出す人もいました。避難所から追い出され、学校の校庭や公園で遊ぼうとする子どももいました。ところが、校庭には避難してきた人の車がところせましと置かれているため、ボール遊びによって車が傷つき、トラブルになることもありました。公園では決まった時間になると炊き出しが行われ、たくさんの人が集まってくるので、子どもたちは遊びを撤収せざるを得ませんでした。地域では子どもたちがのびのびと遊ぶ場所がなくなっていきました。

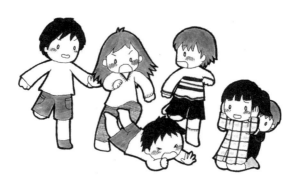

Q 子どもたちの様子からどのような精神状態が考えられますか。

A 子どもたちの神経が高ぶり、興奮しやすい状態は「過覚醒」と考えられます。トラウマなど著しく強い恐怖・不安体験をすると、心身の過剰な興奮がいつまでもおさまらずに続くことがあります。覚醒レベルが高まり、普段よりも声や動作が大きくなり、些細な刺激に大きなアクションをとりやすくなります。

地震・津波ごっこなどの遊びはトラウマの「適応的再演」と考えられます。通常、大人は言葉を用いた会話によって、自らのトラウマなどのつらい体験を整理・消化していきます。しかし、子どもの場合は言葉の能力が十分に備わっていないため、会話ではなく遊びを通じてそのプロセスが行われます。適応的再演は、自分自身でコントロールできなかったこころの傷があり、同じ状況に身を置くことによって再現し、今度こそ自分の意思と力で乗り越えようとする試みと考えられています。そのほとんどは一時的に表現される反応であるため、周囲の大人が動揺せずに見守る姿勢が大切になります。

子どもたちは、日常生活における遊びのなかで感情や行動の出し入れを繰り返し練習し、集団のなかで協調的な振る舞いができるようになります。遊ぶ時間や空間を失うと、試行錯誤して練習する機会がなくなり、結果的に気持ちのやり取りが不器用になってしまいます。つまり、災害などの緊急事態において、子どもたちの心身の健康を守るために、子どもたちが安全に遊べる場所を計画的につくることが大切なのです。

どのように対応すればよいのでしょうか。

つらい体験の直後に必要なのは、その体験を詳細に語らせることではなく、体験を整理していくための落ち着いた体勢を整えることにあります。リラクゼーションなどの方法によって、過覚醒の状態である神経が張りつめた状態を緩める必要があります。子どもたちが信頼している大人が呼吸法やヨガなどを指導することは有効です。呼吸法（腹式呼吸）は普段の呼吸と区別がしづらいので、風車・紙風船・吹き上げパイプなど、子どもが慣れ親しんだ玩具などを利用することで理解を促すことができます。

　適応的再演は病的な症状ではなく、環境に適応するための健常な行動であるため、必ずしも強制的な中断や治療的な介入を必要としません。しかし、なかにはコントロールが効かなくなり他者に危害を与えることがあるため、近くの大人が見守り、安全を確保する必要があります。周囲に介入する大人がいる場合、つらい記憶をテーマとした遊びのなかに、助かるイメージの事柄をすべり込ませることが効果的です。大人が一緒に地震・津波ごっこをした後に点呼を取り、子どもたち全員の返事を聞き、「よかった。みんな無事だったね」と確認するのも一つの方法です。

 子どもの遊び場づくりに参考となるものはありますか。

 ボランティアによる託児所では、身体を動かして遊ぶ空間と読書などで落ち着く空間などを区分けし、利用できる時

CASE 2 避難所のハイテンションな子どもたち

間帯の取り決めをしました。緊急事態において、子どもの遊び場の確保が必要になることはよく知られています。公益財団法人日本ユニセフ協会では『子どもにやさしい空間』(Child Friendly Space：CFS)という指針を作成し、子どもの遊び場を設定するうえで必要な準備や手続きについて説明しています。CFSでは、どのような備品が必要か、活動スケジュールをどのように立てるのか、空間のデザインや人材確保について知ることができます。この理論に基づいて、実際にセーブ・ザ・チルドレンやワールドビジョンなどのさまざまなNGOが遊び場を設置しました。周囲の支援者は、このような緊急時の遊び場の情報を得て、子どもたちを安全に遊ばせてあげることが大切です。

子どもにやさしい空間ガイドブック

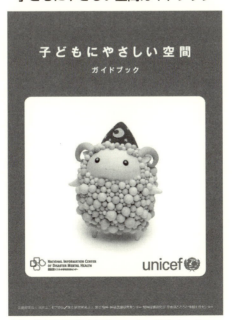

出典：公益財団法人日本ユニセフ協会ホームページ（https://www.unicef.or.jp/kinkyu/japan/pdf/cfs.pdf）

その後の経過

避難所には、町役場が派遣したカウンセラーが定期的に支援に入るようになりました。カウンセラーは、子どもたちの遊びのなかに入り、遊び場を運営する学生ボランティアに助言を行いました。近所の工場跡地を遊び場として提供してもらい、有志により遊び場の設置が行われました。そのなかでは時間割や空間づくりが行われ、最初と最後に吹き上げパイプによるリラクゼーションを取り入れるようになりました。地震・津波ごっこは周囲の大人が見守り、安全に行うことにより、時間の経過とともに消失していきました。テンションが高かった子どもたちも少しずつ落ち着いて過ごせるようになりました。

CASE 3　Bくん（12歳・男子）

頑張りすぎて疲労してしまう
過剰適応

　Bくんは12歳、3人兄弟の長男で両親と祖母と暮らしていました。小学校で卒業式の練習をしていた時に被災し、津波がくることを知り、クラスメイトと学校の屋上へ避難しました。津波がグラウンドへ流入し、自分たちの町を破壊していく様子を屋上からぼう然と眺めていました。校舎の中でクラスメイトと一夜を過ごし、水が引くのを待って、家族を探し始めました。Bくんの家族に犠牲者は出ませんでしたが、自宅は完全に流出し、その後数か月にわたり避難所での生活を余儀なくされました。仕事中だった父親と音信不通の状態が数日間続きましたが、Bくんは弟たちに不安を感じさせないように気丈に振る舞い続けていました。

支援にいたるまでの経緯

　Bくんは、避難所で高齢者や年下の子どもを思いやり、物資の搬送や炊き出しを積極的に手伝っていました。周囲の大人は彼のことを頼もしく感じ、多くの役割をお願いするようになりました。中学校では、被災した子どもたちの様子を注意深く観察するような体制がとられ、中学校には県外から派遣されたスクールカウンセラーが支援に入るようになりました。その年の秋頃からBくんは元気がなくなり、イライラしやすくなり、体調不良によって欠席することも多くなりました。変化に気づいたスクールカウンセラーにより、巡回している児童精神科医の相談につながりました。

本人のこれまでの様子

　4月に入り中学校へ進学しましたが、その体育館は避難所として利用されており、雑然とした状態が続いていました。入学式も形式的で簡易なものであり、当初準備していた制服や物品を揃えることができませんでした。新しい中学生活に慣れることにも精いっぱいのなか、学校を終えて避難所へ戻ると運営の手伝いを続けていました。同年の夏には避難所からプレハブの仮設住宅へ家族で移動しましたが、そこでも毎週末のようにイベントが開催され、そのたびに運営の手伝いをしていました。Bくんのように真面目な男の子は、仮設住宅のなかでは貴重な働き手となっていたのです。このような状況下では、なかなか勉強する時間も場所も確保することができませんでした。

　秋になるとBくんの様子に変化がみられました。授業中にぼんやりしていて、学業成績が振るわなくなりました。友達関係でも、些細な出来事で口げんかになり、イライラして大きな声を出すようになりました。仮設住宅に帰宅してからも運営の手伝いはしなくなり、自室でぼんやりして、居眠りをすることが多くなりました。そこで担任の先生の勧めにより、スクールカウンセラーと面接をするようになりました。面接のなかでは、自分でも気分が不安定なことを感じ、行動を反省して落ちこむ姿がみられました。カウンセラーとの面接のなかで、「仮設住宅の中では、なかなか自分の時間が持てない」「自分自身のことが置いてきぼりになっている」というようなことが話されました。

Q Bくんの様子からどのような精神状態が考えられますか。

A Bくんの状態は「過剰適応」と考えられます。過剰適応とは、周囲の環境に自分の意見や行動を無理やりに合わせることをいいます。特に思春期の年代に多く、周囲との調和を重んじる傾向がある子どもは、自分の身に起きたことや求められていることを速やかに察知し、自分の役割を果たそうとすることがあります。慌ただしい状況下では、子どもが頑張りすぎていることに周囲が気づくことが難しく、時間の経過とともに子どもの様子に変化が現れます。症状の現れ方はさまざまであり、身体のだるさ・めまい・腹痛や頭痛などの身体症状、気分の落ちこみ・集中力や意欲の低下などの精神症状として現れることもあります。

一般的には、働き過ぎの大人にみられるバーンアウトと同じ状態です。多くの場合は一時的な脱力状態であり、時間経過とともに回復しますが、なかには深刻なうつ状態になることがあります。症状が進むと、自分を責めるようになり、消えてしまいたい・死んでしまいたい気持ちになることがあり、専門家の治療が必要になることがあります。周囲の大人が気を配り、必要時に適切な相談機関へつなげることが求められます。

Q どのように対応すればよいのでしょうか。

A 自然と過剰適応に陥ってしまう子どもたちに対して、その行動をやめるように助言したとしても、本人が自ら実行す

ることは非常に難しい状態にあります。十分な休養により心身の回復を促し、面接のなかで自分が陥っている状況に気づいてもらい、周囲の環境を丁寧に調整していくことがポイントになります。このような子どもは責任感が強く、自分から助けを求めてくることは滅多にないため、周囲の大人が注意深く観察し、適切な相談につなげることが大切です。

　児童精神科医との面接により、Bくんは深刻なうつ状態ではなく、頑張りすぎて燃え尽きてしまった状態であることがわかりました。そして、医師は診断書を作成して学校へ提出し、1か月間の休養をとることを指示しました。少しずつ回復してきた時期に、スクールカウンセラーとの面接のなかで、Bくんのこころの反応について勉強する時間が設けられました。緊急事態の後には神経が高ぶる状態が続くこと、少し時間が経ってから脱力した状態になること、これらは異常事態における正常な反応であることを知ることができました。また、自分を見つめ直し、責任感が強く、いろいろな困りごとを抱え込んでしまう性格傾向であることに気づくことができました。

　Bくんにとって、仮設住宅のなかで学習する時間と場所がないこともストレスの一つになっていました。仮設住宅の集会所に学習支援を展開するNPO法人が入るようになり、大学生が子どもたちに勉強を教えるようになりました。集会所の利用時間が決められ、その時間帯は子どもたちが静かに勉強する環境が整うようになりました。Bくんはこの学習室を利用するようになり、自分のペースでゆっくり学習できるようになりました。

その後の経過

Bくんは診断書のもと、1か月間は仮設住宅ではなく、母親の実家がある県外で休養しました。復学後は短い時間での登校から少しずつ始め、カウンセラーとの面接を重ねていきました。力を抜いて、否定的な気持ちも徐々に口にするようになり、仮設住宅の運営やイベントの手伝いを自分で断ることができるようになりました。その年が明けた頃からは規則正しく登校できるようになり、仮設住宅の学習室を利用して学習の遅れを取り戻していきました。学習支援をしていた特定の学生ボランティアを兄貴分のように頼りにするようになり、困った時の相談相手ができました。

用語解説

緊急スクールカウンセラー等派遣事業

東日本大震災により災害救助法が適用された地域等において、被災した子どもたちのこころのケア、教職員や保護者への助言をするため、スクールカウンセラーやそれに準ずる専門家を教育機関(幼稚園、小学校、中学校、高等学校、中等教育学校、特別支援学校、大学および高等専門学校等)へ派遣し、被災した子どもたちが安心して学校生活を送ることができるように相談体制を整備するものです。震災前からスクールカウンセラーが充足していなかった地域もあり、本事業によって県外から多くの専門家が派遣され、緊急事態を乗り切ることができました。

CASE 4　Cくん（8歳・男子）

仮設住宅で虐待が疑われる
注意欠如・多動症（ADHD）

　避難生活は家族全体に大きなストレスが加わり、お互いがイライラしやすくなり、家庭内の不和も生じやすくなります。また夫婦間の家庭内暴力（DV）や、子ども虐待や高齢者虐待に進展しやすくなります。一方で、危機状態を乗り越えるためにコミュニティも凝集するため、仮設住宅では世帯同士の距離が近くなります。そのため、お互いの家庭状況が目に入りやすく、子育ての様子にも目が届き、子ども虐待などの認知件数も増加する傾向にあります。

支援にいたるまでの経緯

　プレハブ仮設住宅のなかで、住民間で行動が気になる少年Cくんがいました。年のころは小学校低学年くらい、声をかければ素直にあいさつを返すのですが、保護者と一緒にいるところはほとんど見かけず、必要な面倒を見てもらえていない様子でした。集会所の物品が壊され、紛失する出来事が繰り返し起こり、それがどうやらCくんによる仕業のようでした。心配した住民から児童相談所へ連絡がなされ、町の保健師への相談へとつながりました。

本人のこれまでの様子

　母親と2人暮らしの様子でしたが、母親は仕事からの帰りが遅く、Cくんは遅い時間まで仮設住宅のなかをフラフラとしていました。夜になると部屋から大きな物音と怒鳴り声が聞こえ、朝にはCくんの身

体に暴力を振るわれたような傷やアザがみられることがありました。不衛生で体臭もきつく、いつも同じ服を着ていて、何日も着替えていない様子でした。家庭菜園で育てていたトマトなどの野菜、軒先の干し柿を勝手に食べてしまうことがあり、住民が注意をしても悪びれる様子はなく、頑として認めようとしませんでした。その一方で人なつこく、住民に気軽に話しかけて親しくなるのですが、ときどき見栄を張るような何気ないウソをついているようでした。

　町の保健師さんが関わるようになり、少しずつ家庭の状況がわかってきました。Cくんは8歳、近隣小学校に通う3年生でした。小学校のなかでも、Cくんは震災前から少し気になる子どもでした。小学校入学当時から落ち着きがなく、立ち歩きが多く、集中力も長く続かないため、学習成績が振るいませんでした。怒りっぽく暴力的であるため、他の子どもとのトラブルが絶えませんでした。生活にも困窮していて、母親は生活費を稼ぐために昼夜を問わず働いており、連絡がなかなかつかない状態でした。学校との面談では、母親自身も言うことを聞かないCくんの対応に困っているようでした。特に震災の後から服装が不潔になり、生傷が絶えず、暴力的な行動が悪化、給食をむさぼるように食べるようになりました。

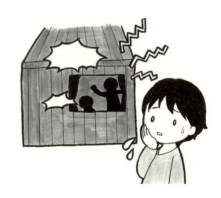

CASE 4 仮設住宅で虐待が疑われる

第2章 行政・福祉の場面から

Q Cくんの様子からどのような精神状態が考えられますか。

A 暴力的な振る舞い、服を着替えていない、生傷が絶えないなどは子ども虐待を疑うサインです。これらの他にも給食に固執する、強い警戒心、適切な医療を受けていないなどがあります。子どもから虐待を受けていることを告白してくることはまれであり、子ども自身は「話したことでもっと暴力を振るわれるのではないか」と思っている場合があります。そのため、家庭内のことを聞かれることに警戒・敏感になっていることがあります。危害を加えている大人に従うことで状態を改善しようとしますが、それでも効果が得られない経験が重なると、「自分が悪い子だから叩かれるんだ」と感じるようになったりします。

　地域で子どもの育ちを守るためにも、虐待が疑われる子どもを発見した人は適切な機関へ連絡する必要があります。つなぎ先としては市町村役場や児童相談所であり、子どもの生命が危ぶまれる場合は児童相談所による一時保護を要します。一方で、このような家庭に対して、周囲が批判的な対応を取り続けてしまうことには注意が必要です。多くの家庭はコミュニティに溶け込めず、生活に余裕が持てず、なかなか周囲に助けが求められない事情を抱えています。児童相談所や保健師の助言の下、孤立しないように地域とつながれるような働きかけが大切になります。

　また、Cくんは震災前から落ち着きがなく、集中できない症状がみられ、注意欠如・多動症（ADHD）などの神経発達の偏りが背景にある可能性があります。ADHDは多動性、衝動性、不注意を症状とする神経発達症群です。神経発達障害がある場合、保護者の声かけにスムー

ズに応じることは難しく、こじれると反抗的な態度も増えてくるため、虐待のような子育てになってしまうことがあります。

Q どのように対応するのがよいのでしょうか。

地域住民から児童相談所に連絡がなされ、町の担当部署などを含めた支援チームが結成されました。Cくんにとって地域住民は安心できる対象と感じてもらう必要があるため、自治会長を中心に温かく見守るスタンスをとってもらうようにしました。仮設住宅のなかでイベントなどがある時には、声をかけて参加を促し、Cくんが活躍できるような役割をあてるようにしました。保健師と家庭で話し合い、放課後には学童保育を利用するようになり、時間を持て余すことなく大人が見守るなかで母親の帰りを待つようになりました。経済的にも困窮し、毎日の食事にも支障をきたしていたため、フードバンクや子ども食堂を利用するようになりました。

児童相談所の安否確認により、緊急で一時保護する必要はなく、町の保健師が家庭訪問をすることにより見守りを継続することになりました。保健師が母親に接触するようになり、母親は子育てに関する悩みを話してくれるようになりました。そのなかで、落ち着きがなく育てづらい子どもだったこと、生活に精いっぱいでなかなか育児に余裕がもてないことなどが語られました。母親の希望もあり、病院の児童精神科を受診し、神経発達についての検査を実施、対応について児童精神科医の助言を受けるようになりました。

その後の経過

　Cくんの家庭は保健師を中心として、多くの地域資源とつながるようになりました。仮設住宅内でのCくんの問題行動は少なくなり、自分から住民に挨拶をするようになり、ときどきおやつをもらうような関係になりました。服の汚れや生傷はみられなくなり、休みの日には母親と2人で外出する姿も見かけるようになりました。学校のなかでは、ときどき乱暴な行動がみられるものの、児童精神科医による学校への助言により悪化せずに対応できるようになりました。母親は保健師への相談を続けるなかで、子育ての悩みを一人で抱えることが少なくなり、地域とのつながりが増えていきました。

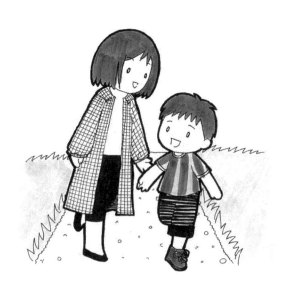

用語解説

フードバンク

　フードバンクは、「食料銀行」を意味する社会福祉活動です。食品企業などの製造工程において包装の不具合などがある場合、まだ食べられるにもかかわらず市場に流通せずに食品が破棄されてしまうことがあります。このような市場に出回らない食品を回収し、食べ物に困っている人に提供する活動および団体を総称してフードバンクといいます。東日本大震災の後、東北地方では広く活用され、宮城県ではフードバンク活動をする団体に活動経費を補助する試みを行っています。

子ども食堂

　子ども食堂とは、経済的な事情などにより家庭で十分な食事が摂れない子どもを対象に、無料または安価で栄養のある食事や温かい居場所を提供する社会活動です。社会的に孤立しがちな家族や子どもたちが地域とつながり、子どもたちの成長を地域で見守る機能を担っています。2012（平成24）年に東京都大田区で開設されたものが第一号とされ、その後も少しずつ増え続け、現在は全国で300か所を超えているといわれています。最近では、地域のすべての子どもや親、地域のすべての大人など、対象を限定しない食堂が増えています。

CASE 5　Ｄちゃん（8歳・女子）

雨を極端に怖がる

誤認知、強迫行為

　8歳のＤちゃんは、両親と祖母の4人で暮らしていました。自宅マンションに母親といる時に地震を経験しました。テーブルの下に身をひそめ、母親が覆いかぶさるようにしてＤちゃんを守っていました。部屋の中は家財道具が倒れ、窓ガラスが割れて飛び散りましたが、居住地は内陸部だったために津波の被害はありませんでした。Ｄちゃんは当初びっくりした様子でしたが、その後は落ち着いて家の片づけを手伝っていました。避難所を利用する必要はなく、自宅で生活を続けることができました。

▍支援にいたるまでの経緯

　住んでいた地域はライフラインの復旧が早く、電気やガスを使うことができました。そのため、Ｄちゃんはテレビを見ることができ、地震と津波の報道番組を目にする機会がありました。4月に学校が再開して間もなく、Ｄちゃんの様子がおかしいことに母親が気づきました。震災から数週間過ぎた頃から口数が減り、屋外で遊びたがらなくなったのです。家では窓やドアの鍵閉めに固執するようになり、家族がきちんと閉めていないと激しく怒るようになりました。心配に思った母親が市町村の子ども相談窓口へ来所し、児童精神科医の相談につながりました。

▍本人のこれまでの様子

　元々、Ｄちゃんは明るく活発な性格で、友達も多く、外で遊ぶのが

2 ケースからみる支援の実際

CASE 5 雨を極端に怖がる

大好きな子どもでした。震災に関わるテレビ番組を食い入るように見ていましたが、その直後は特に変わった様子もなく、落ち着いた様子で過ごしていました。しかし、数週間を過ぎた頃から、窓やドアの鍵が閉まっているかどうかを何度も確認するようになりました。雨が降ると落ち着きがなくなり、家の中をウロウロして、鍵閉めの確認はより頻回になりました。

雨天時に家族が玄関の出入りをするときには半狂乱になり、台所から包丁を持ち出して「早く閉めて‼」と大声を出すこともありました。また、「津波こないよね」「大丈夫だよね」と何度も繰り返し、母親に安全を確認する行動もみられるようになりました。

学校の担任の先生もDちゃんの変化に気づいていました。地域としての被害は少なかったので、学校の体育館が避難所になることはなく、4月には通常通りに学校を再開することができました。地震のことは口にするけれども大きく不安定になるような子どもはほとんどいませんでした。ところが、Dちゃんは今までのような活発さがなくなり、口数が減り、常に何かを警戒している様子となり、外遊びをしたがらなくなりました。雨上がりの日に行われた体育の授業では水たまりをこわがり、校庭に出ることを泣きながら拒否する場面がありました。

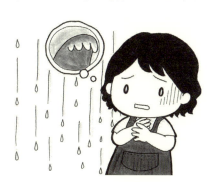

Q Dちゃんの様子からどのような精神状態が考えられますか。

A Dちゃんは「誤認知」の状態にあると考えられました。震災による直接的な影響は少なかったのですが、繰り返し津波の映像を見ていたことが原因の一つであると思われます。津波がどのようにして発生するのか正確な知識を持ち合わせていなかったため、「雨がたくさん降ると津波になる」と理解したのでしょう。子どもは理解できない状況に陥ると、それまでに蓄積された経験や知識、情報を寄せ集めて、自分なりのストーリーを組み立てて理解しようとします。Dちゃんは適切なタイミングで、正しい情報や知識を得ることができなかったため、雨と津波を誤ってつなげて理解し、その認識のまま修正されなかったと考えられます。こうした場合には、子どもの発達年齢に応じて、周囲の大人が仕組みを説明してあげることが必要になります。

また、窓やドアの鍵閉めを繰り返し確認する行為は「強迫行為」と考えられます。強迫行為とは自分の意志に反して不快なイメージが頭に繰り返し浮かんできて、それを振り払うために同じ行動を繰り返してしまう行為です。「大丈夫だ」と思っていてもどうしても不安な感情が湧いてきて、不合理で侵入してくるような感覚がある場合に精神科の臨床では治療対象として扱うことがあります。Dちゃんの場合は、そもそも「大丈夫だ」とは感じていないため、不合理な感覚は抱いておらず、治療の対象となる病的な強迫行為とは少し異なります。Dちゃんの場合、津波がおそってくるテレビの映像が繰り返し頭の中に浮かび、その不安を拭い去るために何度も窓やドアの鍵を確認していたのだろうと考えられました。

Q どのように対応すればよいのでしょうか。

A 通常の学校教育では、津波や地震については小学6年生で勉強します。Dちゃんは小学3年生だったため、事前に知識として持ち合わせておらず、このように誤った認識につながったと考えられます。こうした場合には、該当する子どもの発達年齢に応じた方法で、仕組みについて説明をする必要があります。小学校低学年では、イラストやアニメーションが有効です。母親は市町村窓口の児童精神科医に相談し、Dちゃんが誤って理解している可能性を指摘されました。そこで、Dちゃんに対してイラストを使い、地震と津波のメカニズムについて簡単に説明が行われました。津波は地震の後に生じること、海底の床がずれて水面が浮かび上がり、波が広がって海岸にたどり着くこと、沿岸部にしか津波は到達しないこと、Dちゃんの居住している地域に津波がくる可能性は非常に低いこと、雨は津波とまったく関係のないことなどが説明されました。

強迫行為については特別な治療は要しないと判断され、経過を見守ることになりました。一般的に子どもの症状に家族が巻き込まれ、子どもが不安に感じる前に家族が先回りして予防することは望ましくありません。また、不安を拭い去る行動を肩代わりすることも推奨できません。Dちゃんの場合には、不安を感じないように雨の日の学校は欠席させること、家族が代わりに鍵閉めを確認することは避けるように説明されました。あくまでも子ども自身が正確な知識を身につけ、不安な感覚を自分でコントロールできるようになることが大切です。

その後の経過

Dちゃんは、児童精神科医から地震と津波のメカニズムについて説明を受けると、「知らなかった」と言い、パッと明るい表情になりました。これを契機に、自宅では家族と震災について話し合う機会が増え、Dちゃんがどのような気持ちでいるのかを知ることができるようになりました。雨を怖がる様子は速やかに消失し、窓やドアの鍵閉めの確認は少しずつ減っていきました。その年の夏休みの自由研究の課題では、父親と一緒に『地震の研究』を行い、クラスのなかで発表する機会がありました。その頃にはDちゃんの症状は完全に消失していました。

児童精神科医（筆者）が津波の仕組みについて説明したときに実際に図示したノート

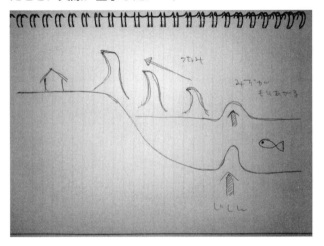

2 ケースからみる支援の実際

CASE 6　Eちゃん（14歳・女子）

転居・転校により心身不調をきたす

　Eちゃんは震災当時14歳の中学2年生、両親と2歳年下の妹の4人暮らしでした。中学校で卒業生のためのお別れ会の準備をしていた時に地震は起こりました。大きな揺れを感じて同級生と一緒に校庭へ出て、津波警報を聞いて、慌てて指定された丘の上へ避難しました。遠くから黒い津波が迫ってくるなかで、近所の幼稚園から逃げてくる子どもたちを抱きかかえ、その避難を手伝いました。Eちゃんの家族に犠牲者はいなかったものの、自宅は津波により完全に流出し、避難所生活を余儀なくされました。

支援にいたるまでの経緯

　避難所では支援物資の運搬、炊き出しなどを積極的に手伝っていました。数週間の避難所生活の後、両親の決断により被害の少ない内陸部にアパートを借り、転居することになりました。そのため、Eちゃんは慣れ親しんだ地域を離れ、中学校を転校せざるを得ませんでした。転校した直後は何も問題なく、新しい友達ともスムーズに溶け込んでいる様子でした。しかし転校してから2か月が経過する頃、朝になると頭痛や腹痛などの体調不良を訴えて、登校できない日が増えていきました。家のなかでも元気がなくなり、自室で過ごすことが多くなりました。心配に思った母親が学校に相談し、スクールカウンセラーによる支援につながりました。

本人のこれまでの様子

　Eちゃんは都市部から離れた、沿岸部に位置する人口の少ない町に

住んでいました。地域には小学校と中学校は一つずつ、クラスの数は学年に一つだけで、幼い頃から大人になるまでほとんど同じメンバーで過ごすような環境でした。地域で開催するお祭りなどの行事は、子どもたちで団結して運営するような習慣がありました。Eちゃんは大人しく引っ込み思案な性格でしたが、慣れ親しんだ地域では幼い頃から続く友達とのつながりのなかで見守られながら過ごしていました。

そこからの転居は慌ただしいなかでおこなわれ、友達にきちんと別れを告げられないままの転校となりました。新しい学校では、学校側の配慮から、Eちゃんの被災体験を詳しくクラスメイトに伝えないことになりました。新しい学校にも少しずつ慣れてきた頃、授業中に小さな余震がありました。Eちゃんはびっくりして、慌てて机の下にもぐりましたが、他のクラスメイトは怯える様子はなく、少しザワザワしただけで何事もなかったかのように授業が続けられました。

Eちゃんの動揺した行動をみて、一部の友達はEちゃんの身の上を察し、日常生活からとても気遣ってくれるようになりました。その頃から、Eちゃんは朝起床した時に頭痛や腹痛などの身体の不調を訴えるようになりました。学校を欠席した日は自室で布団にくるまって過ごし、夕方になると携帯電話で元の学校の友達と連絡を取っている様子でした。家族との会話では「元の町に帰りたい」と口にするようになりました。週末になると身体症状は消失し、バスで1時間半かけて以前居住していた町へ行き、友達と遊んで帰ってきました。

2 ケースからみる支援の実際

CASE 6 転居・転校により心身不調をきたす

Q Eちゃんの様子からどのような精神状態が考えられますか。

A Eちゃんがもともと居住していた地域は、とても小さなコミュニティであり、ほとんどの友達が津波を目撃し、自宅が被害に遭いました。避難所の生活はとても窮屈でしたが、窮地を乗り越えるために気分が高揚した状態にあり、みんなが団結したような心地よさも同時に味わっていました。お年寄りや年下の子どもたちの面倒を見る役割もあり、お互いが支え合いながら生活していました。ところが、転居・転校することとなり、Eちゃんと地域のつながりが急に途切れてしまいました。授業中の余震で、クラスメイトとの反応の違いを目の当たりにしたことを契機に、経験を分かち合えないような、集団に馴染めていないような違和感を抱くようになりました。新しい学校のクラスメイトの反応を見ることによって、自分が体験した出来事が特別であることに気づいたのだと思われました。

人の出入りが少なく、なかなか情報が得られない環境にいると、自分の体験を客観視できないことがあります。外部からの支援者と接すること、被災地から離れることにより、自分の体験を他者と比較するようになり、現状を正確に認知できるようになることがあります。2012（平成24）年に実施した文部科学省の調査[1]では、東北3県で共通して、転居・転校した子どものメンタルヘルスがすぐれないことを報告しており、本ケースも同様の機序によって反応が生じたと考えられます。そのため、このような緊急事態において周囲の大人たちは、自分たちのコミュニティから離れた子どもたちの状態に注意を払う必

1　文部科学省「平成24年度非常災害時の子どもの心のケアに関する調査報告書」

要があります。

Q どのように対応すればよいのでしょうか。

A Eちゃんは転校先の担任の勧めで、スクールカウンセラーとスクールソーシャルワーカーと面接するようになりました。その面接のなかで、学校で嫌なことがあるわけではなく、「なんか自分だけ浮いている感じがする」「なかなかクラスに馴染めていない」と話しました。また、元の地域への思いも強く、「本当は元の学校に戻って、みんなと一緒に卒業したい」とも話しました。その言葉を聞いたスクールソーシャルワーカーは元の学校と連絡を取り、特例として、試験登校の試みを調整しました。家族とも話し合い、母親が車で片道1時間半の送迎をすることになりました。その結果、決められた試験登校の期間、Eちゃんの身体症状はほとんどみられず、元気に登校することができたのです。スクールソーシャルワーカーがそれぞれの地域の教育委員会と調整を重ね、家族の送迎により元の学校へ復学することを決めました。

　Eちゃんは元の学校へ戻り、幼い頃から一緒に過ごしたクラスメイトと再び学校生活を送るようになりました。スクールカウンセラーとも面接を重ね、「自分たちが体験したことを糧にして、地域のために頑張りたい」と語っていたので、後世に記録を残すための地域活動に参加することを勧められました。そして、地域住民に震災時の体験をインタビューし、一冊の記録にまとめ上げる作業を中心となって取り組みました。また、海外や県外からの視察に対応し、体験を語る役割を務めるようになりました。

その後の経過

避難した地域から元の学校に通い、始業時間に間に合わせるために、今までよりも朝早く起きる必要がありました。しかし、Eちゃんに身体症状が出現することはなく、今までと同じように登校できるようになりました。学校ではそれまでと同じようにクラスメイトと活動し、地域の復興に関わる行事にも参加するようになりました。居住地は転居先のまま、2年間元の学校へ通い続け、無事に卒業することができました。

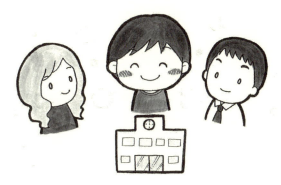

用語解説

スクールソーシャルワーカー

スクールソーシャルワーカーは、いじめや不登校、虐待など、学校や日常生活における問題に直面する子どもを支援する社会福祉の専門家です。学校内に留まらず、地域の各種関係機関へ出向き、周囲の人々に働きかけることで問題解決を図ります。専門の資格はないが、原則として国家資格である社会福祉士や精神保健福祉士の資格が必要になります。平成20年度から、国は都道府県に対して、学校や教育委員会などへの配置を補助する「スクールソーシャルワーカー活用事業」を実施しています。

CASE 7　Fくん（10歳・男子）、集団支援（その2）

チョコレート事件
生き残り罪責感（サバイバーズギルト）

　東日本大震災では、子どもたちは自分の力では抵抗できない、圧倒される体験をしました。このような体験の後、自らの言葉や遊びを通じて体験を整理できないままでいると、さまざまな行動によって症状を呈することがあります。なかには、すぐには心理的な反応と気づけないような現象もあり、適切な対応をとることができないこともありました。特に集団のなかに生じる現象は理解が難しく、周囲の大人は対応に難渋することがありました。

支援にいたるまでの経緯

　ある小学校の出来事です。学校再開後、子どもたちはずっと気分が高揚している状態で、普段通りの授業に戻るには長い時間を要しました。先生たちも余裕のない状態が続き、子どもたちの細かい変化に気づけない状況にありました。そうしたなか、学校で飼育をしているメダカの水槽にエサが大量に入れられることが相次ぎました。子どもたちには「係りの人だけがエサをあげること」「おいしく食べるにはちょうどいい量があること」「エサが多すぎると、メダカも苦しくなること」を話しましたが、いっこうにおさまる様子はありませんでした。さらにはメダカの水槽にはチョコレートが入っていることがあり、どうやらFくんがこっそり隠れて入れているようでした。担任の先生はFくんを呼んで確認をしても、Fくんは頑として認めようとしませんでした。困った先生は、被災校を巡回している児童精神科医に相談することにしました。

集団支援のこれまでの様子

　この小学校は沿岸部に立地しており、津波が学校の校舎まで到達し、先生と子どもたちは屋上へ避難しました。犠牲者は出ませんでしたが、校舎の中まで津波が入り、ちょうど大人の胸のあたりまで浸水しました。家族が学校へ迎えにいくことは困難を極め、学校の中で子どもたちと先生で一夜を明かしました。翌日に水が引くのを待って、家族に引き取られ、それぞれの避難先へ向かいました。小学校の体育館は浸水が軽度だったため地域の避難所になり、外部からのアクセスがよいこともあって支援物資が集中する拠点になりました。外部の支援団体からたくさんの支援物資が届き、炊き出しや芸能人によるイベントもたくさん開催されました。学校のなかの一つの教室が物資保管庫となり、たくさんの物品であふれていました。

　Fくんは震災の当日、風邪をひいて発熱し、早退していました。内陸部にある母親の実家に預けられていて、そこで震災を体験しました。その地域に津波は届かず、停電も早期に回復したため、テレビで繰り返し津波の映像を見ていました。テレビには自分の通っている小学校の映像が映し出され、友達や先生が無事かどうかを心配する日々が続いていたようでした。学校が再開してから間もなくして、Fくんは物資保管庫に忍び込んで、チョコレートなどのお菓子を盗み、クラスの友達にこっそり分け与えるようにな

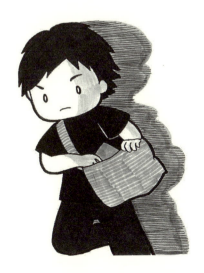

りました。そして、メダカの水槽にもお菓子を入れるようになりました。その報告を受けた母親は、なぜそのようなことをするのか家でFくんを問い詰めましたが、泣いてばかりでまったく理由を話そうとしませんでした。

Q　Fくんの様子からどのような精神状態が考えられますか。

A　この小学校は地域の中核的な避難所となり、多くの支援が集中しました。先生方は、子どもたちが支援を受けることに慣れてしまい、感謝する気持ちを失ってはいけないと思い、さまざまな工夫を行っていました。そのようななかで、子どもたちは自分たちよりも弱いものに対して、何かをしてあげたい気持ちが芽生えたのだと思われます。また、自分たちがしてもらったことを何らかの形で返したい気持ちもあったと思われます。いわばエサをあげすぎてしまう行為は、子どもたちの感謝の気持ちからくるものであり、先生方の指導の効果ともいうことができました。

　Fくんの行動は、「生き残り罪責感」（サバイバーズギルト）によるものと考えられました。震災の混乱が続くなか学校が再開し、Fくんは最初の登校時にどのような気持ちだったのでしょうか。「自分だけが辛い思いをしなかった」「自分だけ助かってしまった」という罪悪感があったのではないかと想像されました。お菓子を配り歩くという行為は、彼にとってつぐないでもあり、「一緒にいれなくてごめん」という気持ちと、「ぼくもみんなの仲間なんだよ」という気持ちだったと思われました。必死でつながりたくて、でもどうしたらいいかわからなくて、

とても苦しかったのでしょう。

Q どのように対応すればよいのでしょうか。

A 先生たちは、生命を脅かすような重大な出来事のあとに、弱い生き物をいじめるような行為が続いていることに危うさを感じ、子どもたちのこころのなかに何が起きているのか不安を感じていたようでした。そこで相談を受けた児童精神科医を中心として、この現象について学校の関係者と意見交換を行いました。そのなかで、一見すると生き物を苦しめてしまっている行為が、生き物をいたわる気持ちと支援への感謝の気持ちが背景にあることを感じ取ることができました。そして、授業のなかで「もらって嬉しかった支援」「ちょっと困ってしまった支援」について、子どもたちと話し合う時間をとりました。先生と子どもたちは「いっぱいあり過ぎても困る」「ほしくないものをもらっても困る」という意見に到達することができました。

Fくんについては、家族も含めた話し合いの場を設定しました。そのなかで、児童精神科医の指摘により、Fくんなりのつぐないであり、仲間であることのアピールが背景にあることを感じることができました。すると、母親は泣きながら「私も彼と同じ気持ちでした。だから、辛い思いをした先生たちに迷惑をかけている彼が許せなくて……」と語りました。この話し合いを受けて、Fくんの家族は家で厳しく注意することをやめました。

その後の経過

　授業のなかでいろいろな支援について話し合った結果、子どもたちの主導で物資保管庫の整理と掃除を行いました。そうすることで、どのような物資がどれだけあるのかを知ることができました。そして、学校の職員が輪番制で物資保管庫の管理をするようになり、Fくんが忍び込むこともできなくなりました。

　まもなくすると、メダカの水槽がエサで溢れることはなくなりました。Fくんの家族は、児童精神科医としばらく定期的な面接を行い、それぞれの気持ちを汲み取るような関わりが続けられました。ほどなくして、Fくんの行動は消失しました。具体的な指示を行ったわけではありませんでしたが、家のなかでの家族の対応が変わり、彼の気持ちのなかにも変化が生まれたのではないかと想像されます。

用語解説

生き残り罪責感（サバイバーズギルト）

　サバイバーズギルトとは、戦争や災害、事故・事件などに遭いながら、奇跡的に生還を遂げた人が、周りの人々が亡くなったのに自分が助かったことに対してしばしば感じる罪責感のことです。ナチスのホロコースト（※1）の生存者のなかに、こうした罪責感に苦しめられた人が多かったことからこの問題が認識されるようになりました。この感覚にとらわれると、「なぜ自分は生きているのか」「被害者を助けられたのではないか」という後悔の念にさいなまれるようになります。さらに罪の意識が深刻化すると、無力感や不安感に襲われるようになることがあります。

　（※1）ホロコースト
　第二次世界大戦で起きた悲劇。一般的には、国民社会主義ドイツ労働者党（ナチス党）がユダヤ人に対して行った大量虐殺を指す。

CASE 8 　Gくん（8歳・男子）

父親の喪失を受け入れられない
あいまいな喪失

　Gくんは当時8歳、両親と4歳下の妹と暮らしていました。居住地は内陸部だったため、津波から避難する必要はなく、自宅近くに住む祖父母の家に身を寄せました。自宅では家具等が倒れ、ライフラインは断絶されましたが、避難所を利用することなく家族で協力して過ごしました。同日、父親の会社から母親の携帯電話に連絡が入り、父親が行方不明であることが伝えられました。しばらくは、Gくんと妹には伝えられず、母親と祖父母で対応していました。しかし、隠し続けることができなくなり、子どもたちにその事実を伝えました。伝えられた当初は唖然とした様子でしたが、その後しばらく声をあげて泣いていました。

支援にいたるまでの経緯

　震災からしばらくの間、母親は仕事を休み、不眠不休で遺体安置所を歩いて回る日々が続き、子どもたちは家で待機することが多くなりました。父親の身体も乗っていた車も発見されないまま捜索に出る回数が減り、まもなくすると母親は仕事に復帰するようになりました。子どもたちは学校から帰宅すると祖父母宅で過ごすようになりましたが、祖父母に対するGくんの粗暴な言動が少しずつ目立つようになりました。対応に困った母親が、病院の児童精神科の外来に相談に訪れました。

本人のこれまでの様子

　父親は地域の活動に積極的に参加し、近所の人たちにも頼られる存在でした。父親は仕事をしながらも、地域のサッカークラブのコーチも務めており、Gくんも小学校1年の頃からチームに入っていました。Gくんは友達関係のなかで不器用なところがあり、時々トラブルになるようなこともありましたが、そのたびに父親が間に入り、仲直りをすることができていました。震災後、人望が厚い父親のために、地域の人たちも総出で捜索しましたが、父親の身体と乗っていた車が発見されることはありませんでした。

　母親は子どもたちに心配をかけないように配慮して、捜索の経過などは報告せず、昼夜を問わず捜索を続けました。やがて捜索へ出る回数は減り、普段の生活に近づくと、母親がパートとして働いていた会社側の配慮により、正社員としてフルタイムで働くようになりました。そのため、子どもたちは自宅で帰りを待つ時間がもっと長くなりました。家族で顔を合わせた時には、父親の話題を口にすることが難しい雰囲気になっていました。テレビでは震災関連の番組が多く、母親は目にするのが辛かったため、有料放送を契約してアニメや動物番組ばかりを見るようになりました。

　震災から半年ほど経過した頃から、家のなかでGくんの粗暴な行動がみられるようになりました。朝は布団から出てこなくなり、起こしに来た母親を怒鳴り、蹴飛ばすようになりました。行動や態度が反抗的になり、母親や祖父母の声掛けに対して「うるせえ。おれの勝手だろ」と怒鳴るようになりました。自室では1人で壁に向かい、泣きながら壁を拳で叩いている姿がみられるようになりました。食事の時はわざと行儀の悪い食べ方をして、注意をされると毒づくようになりました。

CASE 8 父親の喪失を受け入れられない

Q Gくんの様子からどのような精神状態が考えられますか。

A Gくんの行動の変化は、父親という大切な人の喪失と家族の回避によるものと考えられます。特に、遺体が発見されないなかでの喪失は「あいまいな喪失」といわれ、通常の喪失体験とは異なる反応を示すことが知られています。現実的には父親が生存している可能性は低いとはわかりながらも、どこかで「まだ生きている」「いつか帰ってくる」と信じたい気持ちがあります。喪失自体があいまいで不確実であり、悲しみのために前に進めないような状況に陥ることがあります。Gくんはこのような喪失を体験し、それまで支えてくれた父親という安心・安全感を失い、これから先の見通しを実感できなくなり、自暴自棄な行動に至ったと考えられました。

また、母親自身も同様の状況にあり、父親を失ったことを真正面から受け止めることができず、仕事に没頭することで考えないようにしていると思われました。そのため、震災関連のテレビ番組を見ることを避け、家族の会話でも父親の話題を避けるような雰囲気が出来上がってしまいました。Gくんは捜索の途中経過も知らされておらず、団らんのなかで父親の思い出を話すこともできないのでとても辛い状況にありました。

Q どのように対応すればよいのでしょうか。

A 病院の治療のなかでは、Gくんと母親のそれぞれの個別面接、母子同席での面接を行いました。Gくんは個別の面接

で「お父さんがひょっこり帰ってくるかもしれない」「お母さんが悲しむから、家ではお父さんの話しはできない」「大切な人がどんどん離れていく気がする」と話しました。カウンセラーとの個別のプレイセラピーでは、箱庭療法のなかで「水」や「海」などの震災を連想させるテーマが繰り返されました。母親は面接のなかで、Gくんの行動に関わる心配事を中心に語り、自らの夫の喪失感に触れることはありませんでした。震災から１年が経過し、地域の慰霊祭に家族で参加した時に、親族が集まったなかで父親の思い出話をする機会がありました。この出来事をきっかけに、治療のなかでも父親の喪失について触れるようになり、家庭のなかでも思い出話を口にできるようになりました。このような状況下では、家族のなかで行方不明の父親の話題を避けるようになりがちです。家族内でその話題が秘密（シークレット）になるような雰囲気は、子どもにとってはとてもつらいことです。小さな子どもに対してすべてを詳しく説明する必要はありませんが、家族の会話の場に子どもたちを参加させて、年齢に応じた説明方法を工夫することが大切です。親やまわりの大人がどのようなことを心配しているのかを知らせるとよいでしょう。どのような年齢であっても、知ることは何も知らないよりもよいのです。

　グリーフケアを行うNPO（非営利団体）があり、定期的に子どもたちと家族が集まり、分かち合いのミーティングを開催していました。そのなかでは感情表出を促す遊び、泊まりのキャンプ、保護者だけのミーティングなどのプログラムを実施していました。Gくんにこの団体を紹介すると「ボクはそういうのはいいよ」と敬遠していましたが、母親の積極的な促しにより参加することができました。

その後の経過

病院には母親と継続通院し、それぞれ面接を続けました。家のなかでの粗暴な行動は少しずつ減少し、家族で父親の話題が自然に語られるようになりました。震災から1年が経過し、地域の合同慰霊祭に家族で出席した後、身内だけで父親の葬儀をとり行いました。Gくんは NPO（非営利団体）の活動には休みなく参加するようになり、特定の男性スタッフにこころを許すようになりました。父親に代わる男性モデルとして信頼し、いろいろな相談ができるようになりました。

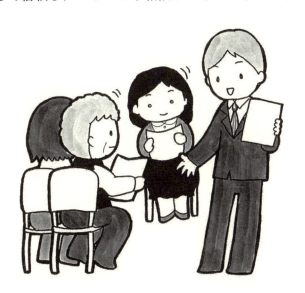

用語解説

あいまいな喪失

　ミネソタ大学名誉教授であるPauline Boss博士が提唱した概念であり、行方不明者など喪失の事実が明確ではない場合や、認知症患者の家族など、その人は存在するのに以前のその人ではないような状況を現した言葉です。喪失そのものが不確実であるため、遺された人が公に悲しむことができず、前に進むことができない状況に陥ります。自分の人生のコントロール感を失い、将来への希望や夢が失われ、生活している場所が安全であるという感覚が揺らぎます。症状の出方はそれぞれであり、Gくんのように家族に対して反抗的で自暴自棄な行動として表出されることもあります。

グリーフケア

　グリーフケアとは、近しい人を亡くし悲嘆（グリーフ）にくれる人を支え、こころを解放して気持ちを整理し、自分の生活を取り戻すための取組みの総称です。落胆や絶望体験を伴う遺族などのグリーフには、いくつかの段階があることが知られており、この過程をグリーフワークといいます。このような精神状態は正常な心理反応であり、多くの場合は自然に回復しますが、何らかの理由によって正常に行われないと精神・身体症状を伴って長期化することがあります。東日本大震災の後、大切な人を亡くした子どもたちのグリーフケアを行う団体が地域で活動するようになりました。

箱庭療法

　箱庭療法とは、治療者が見守るなか、砂が入った箱の中にミニチュアの玩具を置き、砂を使って自由に何かを表現する心理療法です。自分が気づいていなかった心身の状態が感じられ、自己理解が促されるとされています。子どもから高齢者まで幅広く用いられています。

3 医療・行政・福祉の連携からみえてきたこと

回復するために必要なこと

　筆者は個人を治療する児童精神科医として活動してきましたが、東日本大震災を契機に地域全体の回復を支援する立ち位置になりました。「個人の治療」と「地域の回復支援」を比べると、両者には共通する部分があると感じます。

　「個人の治療」のなかでは、対象者の生い立ちや発達を読み取り、それぞれの場面で生じるこころの動きを丁寧にすくい取り、回復のプロセスに沿った支援を提供します。特に思春期の臨床では、アイデンティティの確立が課題になることが多く、集団のなかで「自分がどのような存在なのか」を模索し、確立することが回復の大きなカギを握っています。

　一方、「地域の回復支援」においては、地域のなかに発生したこころの動きを感じ取り、「自分たちの地域がどのようなあり方なのか」を確認する作業に寄り添う姿勢が大切になります。動きを読み取ること、自己の確立を支えることが共通点です。地域が回復するためには、その自律性を取り戻すことが必要です。医療・行政・福祉をつなぐために大切なことは、地域のなかから取りこぼされそうな人をみつけ、他者を支える力を持つ人とつながり、丁寧にすき間をつむいでいくことだと思います。

あらゆる人たちとのネットワークをつむぐ

　東日本大震災では被害が広範囲におよび、数え切れないほどの子どもたちがトラウマとなり得る体験をしました。こころのバランスを崩す子どもが出現することが危ぶまれましたが、さまざまな理由から、医療をはじめとする専門機関へ直接訪れることはありませんでした。治療が必要な状態の子どもたちは、なかなか専門機関にたどり着くことができず、災害後の混乱のなかで耐え続けるしかありませんでした。

　こうしたなかで地域の健康を守るために必要なことの一つは、専門家レベルの知識は持ち合わせていなくても、子どもの些細な変化に気づき、適切な専門機関へつなぐことができる人材を増やすことでした。東日本大震災では、今まではこころのケアの担い手とは認識されていなかった人たちと、こころのケアの専門家が手を取り合うようになりました。例えば、地域の民生委員、自治会や婦人会、青年商工会議所、小中学校のPTA、スポーツ少年団などです。また、自分たちの地域を守るために、災害後にNPOなどの新しい組織が設立され、その多くにはこころの健康を守るための活動が含まれていました。災害はとても悲しいことですが、このようなネットワークが構築されたことはポジティブな副産物ということができるでしょう。

支える人を見つけること

　それでは、専門家ではない地域住民に必要な知識とはなんでしょうか。震災後は、地域のなかでスタンダードな傾聴の研修会が行われました。傾聴は、カウンセリングやコーチングで使われるコミュニケーションスキルの一つであり、ただ話を聞くのではなく、注意を払って、

丁寧に耳を傾ける技法です。

　そのほか、よく知られているものとして、「心理的応急処置（サイコロジカル・ファーストエイド（Psychological First Aids：PFA））」があげられます。PFAにはいくつかの種類がありますが、東日本大震災後にはWHO（世界保健機関）を中心に開発されたものが広く普及しています。PFAは、深刻な危機的状態に見舞われた人たちを援助するための指針であり、自然災害に限らず、あらゆる緊急事態に適用して専門家ではない人でも理解し、実践できるように平易な言葉で構成されています。

　国際NGOであるセーブ・ザ・チルドレンは、2013（平成25）年にWHOによるPFAをより子どもに特化した形に再編成し、「子どものための心理的応急処置（PFA for Children）」として普及させています。このような子どものこころの健康を守るための指針が普及し、支援を要する子どもをできるだけ見つけ出し、専門機関へつなぐ工夫が展開されています。地域住民がこれらの知識や技法を身につけることによって、こころのケア全般に対する関心を高め、地域全体の底上げを継続しています。

子どもたちへの心理教育

　ひとたび地域に緊急事態が生じると、危機を乗り越えるために凝集し、さらに悪いことが起きないように警戒心が生じやすくなります。

2　ストレス・災害時こころの情報支援センター「心理的応急処置（サイコロジカル・ファーストエイド：PFA）フィールドガイド」（http://saigai-kokoro.ncnp.go.jp/pdf/who_pfa_guide.pdf）
3　公益社団法人セーブ・ザ・チルドレン・ジャパン「子どものための心理的応急処置」（http://www.savechildren.or.jp/lp/pfa/）

こころのケアが必要な子どもを見つけることも大切ですが、ケアが必要な状態にならないようにすることのほうがもっと大切です。つまり、対象となる子どもたちにまんべんなく働きかけて、彼らが潜在的に持っている力を引き出すことで窮地を乗り越えることがより大切になります。

その一つの方法が心理教育です。心理教育では、トラウマ体験とはどのようなものなのか、引き続き起こる反応や症状にはどのようなものがあるのかをわかりやすく説明をします。子どもは、さまざまな症状が体験によって生じる自然な反応であることを知り、安心感を高め、回復に踏み出せるようになります。この方法は子どもたちの理解に働きかけるので、年齢や知的能力に即した方法を選ぶ必要があります。通常の講義形式のものから、絵本や紙芝居、動画や寸劇を用いた心理教育もあります。特に絵本は日常生活に身近であり、自分と登場人物を重ね合わせ、症状を理解して回復へのイメージを持つことができます。「こわい目にあったアライグマくん」[4]「さよなら、ねずみちゃん」[5]などは、一般的な健康教育でも用いることができる内容になっています。このような方法は集団の力が有効であるため、学校や地域ぐるみで取り組むことが有効です。

子どもの成長発達を考慮する

震災から5年ほど経過した時、沿岸部のある小学校から相談を受け

---

[4] マーガレット・ホームズ作、キャリー・ピロー絵、飛鳥井望・亀岡智美監訳、一杉由美訳『こわい目にあったアライグマくん』誠信書房、2015年
[5] ロビー・ハリス作、ジャン・オーメロッド絵、飛鳥井望・亀岡智美監訳、遠藤智子訳『さよなら、ねずみちゃん』誠信書房、2015年

ました。「小学校低学年の子どもたちが震災のことを急に話すようになりました。なんで5年も経った今の時期なんでしょう。フラッシュバックを起こしているかと思うと心配です」とのことでした。この年代の子どもたちは1～2歳のときに震災を体験しました。その当時はきちんと話をする力を持っておらず、ただ泣き叫び、しがみつくことしかできませんでした。5年という年月を経て、彼らも成長発達し、言葉という能力を身につけたのです。そして、頭のどこかにこびりついていた記憶の断片を見つけ、人に話すことによって整理をし始めたと思われました。こうした視点で考えると、より高度な方法で体験を処理する段階へたどり着いたと考えることができ、決して精神症状としてのフラッシュバックではないことが理解できます。

　子どもに寄り添う私たちは、「災害当時」と「いま」の発達段階を照らし合わせて理解する必要があります。当時、どのように理解したのか、どのような症状があったのか、どのように行動したのか。また、現段階でどのように理解しているのか、どのような症状があるのか、どのように行動しているのか。そして、何かを解決する方法として、人に話すことは最良の手段であると伝え、役に立つことを実感してもらうことが大切です。

地域の集まりを活用する

　被災地では、古くから地域に根付いている伝統的な「祭り」を足掛かりとして、住民それぞれに役割を与え、地域全体として決起する動きがみられました。「祭り」は地域住民のアイデンティティそのものであり、自分たちの起源を確かめ合うことで、圧倒的な外力により奪われてしまった自律性を少しずつ取り戻したのだと思います。

長い人類の歴史を振り返ると、海外にも同様の事例がみられます。例えばエチオピアでは、コーヒーを飲むという行為は精神的な素養や教養が含まれる習慣であり、他者に対する感謝ともてなしの精神を表すものです。冠婚葬祭をはじめ、人生の節目でコーヒー・セレモニーを取り入れており、習慣として生活のなかに深く馴染んでいます。エチオピアでは飢餓や国境紛争の後、地元の住民は何よりもコーヒーを飲む習慣を取り戻そうとして、自然に集まりが発生したことが知られています。道具をそろえ、豆を炒って臼で砕き、作法にのっとりコーヒーを飲み、お互いを尊重することで日常を取り戻したのだと思います。

　特定の集団や地域が大きなトラウマを負った時、その独自文化をどのように活かすかが回復の糸口となります。独自文化に沿った内容で集まりを展開し、つらい体験をくみ取る「場づくり」が重要です。子どもは居住するコミュニティの一部です。子どもを支える私たちは、彼らが属するコミュニティの文化を丁寧に読み取り、子どもと家族・地域の相互作用のなかで、彼らの回復につなげる働きかけを展開したいものです。

3 医療・行政・福祉の連携からみえてきたこと

 子どものための心理的応急処置

東北工業大学ウェルネスセンター　**猿渡英代子**

PFA for Children（Psychological First Aid for Children）とは

　緊急時や災害時、避難所や身近な所などで気になる子どもを見かけた時、子どもたちにどのように声をかけたらよいか誰もが悩むところです。「子どものための心理的応急処置」（以下、子どものためのPFA）は、このようなストレスを抱えた子どもたちに対して、安心して落ち着けるように、そして傷つけることなく適切に対応できる応急手当です。

　日本では公益社団法人セーブ・ザ・チルドレン・ジャパン（以下、セーブ・ザ・チルドレン・ジャパン）が中心となり、子どものためのPFAの1日研修を実施しています。この研修は、子どもの認知発達段階を学ぶ「理論」とグループワークやロールプレイの「演習」から構成されています。緊急時における子どもの反応は大人と大きく異なります。もちろん個人差もあり、周囲の大人の注意を引く言動をする子どももいれば、全く無反応に見えるような子どももいます。若年であっても、ストレスを乗り越える十分な対処能力を持っている子どももいます。すべての子どもたちがPFAを必要としているわけではありませんが、子どもとのよりよいコミュニケーションを取るにはどうしたらよいのか学ぶことができます。周りの大人が落ち着いて関わることができれば、子どもの不安とストレスも軽減され、子どもが持っている回復力をサポートすることにつながっていきます。

新たなネットワークとして

　またこの研修で大切にしていることは、受講生同士のつながりです。東日本大震災の経験から、地域のなかでのフォーマル・インフォーマルなつながりの重要性を実感したのはいうまでもありません。1日の研修を通して、これまで地域のなかで点と点で活動していた方々がつながり、線となり、新たなネットワークがつくられる機会となるように心がけています。

　受講生も医療・精神保健福祉の専門家、国際NGOのスタッフ、一般市民の方々など幅広くユニークです。日頃から子どもに携わっている人もいればそうでない人も、ディスカッションやロールプレイを通して生き生き

と役割を演じている姿は印象的です。

　最近では、公的な研修として平成28年度より宮城県教育委員会において、セーブ・ザ・チルドレン・ジャパンとみやぎ心のケアセンターが共に作成した、「子どものためのPFA紹介版」が公立学校（小学校、中学校、高等学校、特別支援学校）の防災主任研修に取り入れられました。これは、日本でも初の試みになります。

あらゆる事態に活用できるように

　子どもたちが生活している地域では、災害だけでなく、事件や事故など突然の緊急事態の発生が考えられます。また、学校においてもいじめや不慮の事故が発生することもあります。危機的なストレス下において、周囲の大人が子どものためのPFAを活用することで、子どもたちの自然な回復のサポートになることを知ってもらい、地域、学校のQuality of communityを高めていくことにもつながるのではないかと考えられます。

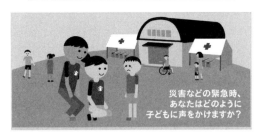

資料提供：公益社団法人セーブ・ザ・チルドレン・ジャパン

被災地の親子を対象とした キャンプ事業について

みやぎ心のケアセンター **大沼れいら**

被災地の親子を対象としたキャンプ事業について

　東日本大震災から7年が過ぎた現在、被災地では災害公営住宅への転居や自宅再建が進み、少しずつ復興の変化を感じることができます。その一方で、今もなお再建が決まらず、生活にストレスを感じている住民もいます。そのような状況下にいる親子を対象として、ストレスの多い生活から少しでも距離を置き、日常とは異なる環境でリフレッシュできるように、みやぎ心のケアセンター（以下、当センター）では「被災地の親子を対象としたキャンプ事業」を年に1回開催しています。参加した親子がこころの健康への関心を高め、自分でストレスに対処する能力を身につけることも本事業の目的の一つになっています。

レクリエーションだけでなく心理教育も

　沿岸地域の小学生を対象として募集し、毎回20名前後の子どもたちが参加します。当日は親子それぞれが楽しく、自分の時間を持てるように子どもと保護者には別々のプログラムを提供しています。子どものプログラムでは、野外炊飯や火おこし体験、レクリエーションなどの野外活動のほか、こころの健康を守るための心理教育も行っています。紙芝居と描画により感情の表現を体験し、吹き上げパイプや紙風船を用いて呼吸法などのリラクゼーションを行いました。保護者に対しては、「ストレス」や「親子のコミュニケーション」などのミニ講話、ヨガやハンドマッサージなどのリラクゼーションを行いました。
　繰り返し参加する子どもたちは、学年が上がるにつれて年下の子どもをサポートするようになります。以前にキャンプに参加した中学生に声を掛け、「年下の子どもとの話し方」「友達が困っているときの助け方」などの研修を提供し、キャンプ当日にスタッフの一員として手伝ってもらうようにしています。また、保護者からは、毎年子どもが参加することで呼吸法

を身につけ、親に教えてくれるという声も聞きます。本事業を実施するたびに子どもたちの成長した姿を見ることができ、運営するスタッフも嬉しさとやりがいを実感することができています。

地域の専門家を知る機会になる

　本事業は当センタースタッフのほか、県内外のこころのケアの専門家、医療福祉関係の大学生・専門学生、地域のボーイスカウトなどに協力をお願いしています。参加する親子と地域のさまざまな専門家がつながる機会となり、繰り返し参加している子どものなかには、スタッフの顔を覚えている子どももいます。地域の専門家を身近な存在として感じてもらうことができ、心身の不調があったときに相談できる人がいることを知ってもらう機会にもなっています。

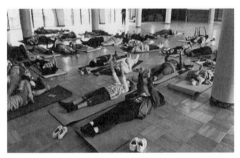

キャンプでのリラクゼーションの様子

# 第3章

教育の場面から

● 桝屋二郎 ●

1 教育現場における支援活動

精神科医の学校支援

　筆者は、主に福島県において児童精神科医として臨床心理士の皆さんと学校支援を続けてきました。我々がどうして学校支援を重視したかというと、さまざまな支援の資源が充実している都市部に比べて、地方では利用できる医療資源・福祉資源・心理支援資源等が少なかったことがあげられます。こうした地域格差の是正は将来的に国全体で解決していくべき問題ではありますが、その解決にはまだ時間がかかると考えていました。しかし、メンタルヘルス支援を必要としている子どもたちは既に実際にいるわけで、その子どもたちにどこでどのような支援を届けていくのか。それを考えた時に学校支援の重要性を再認識したのです。つまり、都市部でも地方でも、子どもたちのためにある程度の整備が保障されている分野、それが義務教育制度等を基盤とした教育・学校の分野であったわけです。

　学校はいうまでもなく、子どもたちを学問的にだけでなく、心理的、社会的にも育んでいくための重要な社会システムです。つまり最初からある程度のメンタルヘルス支援を期待された機関であって、医療や心理、福祉の資源が少ない地域での子どものメンタルヘルス支援においては、学校は地域の重要な砦となっていきます。

まわりにいる身近な多職種から始める

　しかしながら、学校の先生方はメンタルヘルス支援を専門に学んで

きたわけではありません。また、授業や授業準備だけでも大変なのに、それ以外にも実にさまざまな仕事に追われています。学校の先生たちが業務でのストレスを誘因として、バーンアウトしたり、うつ病などの精神疾患に罹患し、休職や離職に追い込まれていることはよく報道されています。つまり、学校の先生にメンタルヘルス支援のすべてを任せることは適当ではありません。先生方と協働する、あるいは、先生方を後方支援する、そうした支援チームが必要です。これは子どもたちの状態を正しく判断するためにも、正しく支援をしていくためにも必須のことと考えています。

　支援チームというと大規模で非常に組織立ったものを想像してしまうかもしれませんが、ごく身近でも構わないので、少しずつ、「良い意味で」周りの多職種の人間を巻き込んでいけばよいと思います。例えば、学校の担任であれば、スクールカウンセラー、スクールソーシャルワーカー、養護教諭、特別支援コーディネーター、学校医などから、地域で子どもの支援をしている人なら、学校、児童相談所、自治体の子ども課、かかりつけのクリニックや病院、地域で子どもたちの支援を展開している療育施設などから、徐々に必要な職種や機関を「良い意味で」巻き込んで、緩やかな支援チームの構築を目指します。

チームは平等に、責任は分担して

　チームにはできるだけさまざまな分野の専門家が参加することが望ましいのですが、専門家が常にチームの一員として支援に携わる必要はありません。必要な時に参加し、必要な判断や提案をするだけでも十分に有効です。そして、子どもの支援の場合は必要があれば保護者もチームに加わっていただきます。こうしてできたチームメンバーは

互いに尊重し、「専門家が言ったから無条件で正しい」といった先入観を持たず、各メンバーが持てる情報と知識と経験を持ち寄って、「正確な情報共有」「子どもの状態判断の妥当性」「有効な支援策」「役割分担と直接支援を行う支援者へのバックアップ体制」等々を十分に話し合ったうえで、各支援者が「ちぐはぐにならない一貫した支援」を実施していくことが重要となります。

　もちろん支援の結果や影響についての責任はチームで分担します。直接支援する支援者（例えば学校の先生など）が安心して支援に取り組める体制づくりをすることが、結果的には支援を受ける子どもたちや保護者の利益につながっていくと思います。

2 ケースからみる支援の実際

CASE 1　Aくん（9歳・男子）、集団支援（その1）

学校で地震ごっこや津波ごっこをする子どもたち
ポスト・トラウマティック・プレイ、適応的再演

> 　Aくんは、両親と妹の4人暮らしです。小学3年生の時に、学校でクラスの皆と地震に遭いました。Aくんや家族に怪我はなく、地震や津波で大きな怪我をした人を直接見ることもありませんでした。ただ、自宅の近くまで津波が来て、その話や報道についてはよく接していました。

▍支援にいたるまでの経緯

　震災後、再開された小学校での学校生活が少し落ち着いてくると、Aくんは友達数人と地震ごっこや津波ごっこをするようになりました。「地震がくるぞー！」とか「津波だぞー！」と声を出して走り回り、地震や津波の真似をしたり、逃げ惑う役や、地震や津波から仲間を守る役をするなどのごっご遊びをするようになったのです。クラスには喜んで参加する子もいましたが、嫌がる子もいて、対応に迷った担任の先生から学校支援チームに相談となりました。

Q Aくんたちの様子からどのような精神状態が考えられますか。

A　20頁にも同様のケースがありましたが、ここでは、「ポスト・トラウマティック・プレイ」「適応的再演」という観点からお話しします。「ポスト・トラウマティック・プレイ」は、ごっこ遊びという側面とトラウマ状況の再演という側面を持っています。本来、ごっこ遊びは、人間が成長するうえで大切な遊びの一つです。さまざまな役割を遊びながら実際に演じることによって、子どもは社会性や想像力、人間関係などさまざまなことを学んで成長していきます。大人がごっこ遊びをしなくなる一つの理由は、それをしなくてもいろいろなことが想像できたり、洞察できるようになる力がつくからです。

どのようなテーマのごっこ遊びをするのかは、子どもの興味や関心、子どもにとっての影響度などで決まってきます。ですから、「地震ごっこ」や「津波ごっこ」をするというのは、それだけ地震や津波などの災害が子どもに強烈なインパクトを与えたからにほかなりません。大人であればそうした強烈な体験をしても、思考力や洞察力、言語化力が育っていますので、論理的に考えたり想像したり相談したりして、不安や恐怖などのマイナス感情もある程度までは自分の力で解消できます。しかし、子どもはそれが難しいので、「地震ごっこ」や「津波ごっこ」を通して、こころの整理をしたり、不安や恐怖の克服をしたり、現実に向き合うための助けにしたりするのです。

しかも、ごっこ遊びはあくまでも遊びですから、子どもたちが自分自身でコントロールすることができます。ごっこ遊びのなかにおいては、現実と違って、地震や津波から逃げることも、途中で止めることもできるのです。つまり、自分たちで自分たちの安全が確保できると

いう感覚が持てる、極めて有効かつ有用な利点がごっこ遊びにはあるのです。こういったトラウマを抱えた状況からの回復や適応につながる再演を「適応的再演」といいます。「地震ごっこ」や「津波ごっこ」は、不安や恐怖を自己治癒するための子どもなりの自己治癒法になり得るのです。そして子どもたちの遊びを治療者がコントロールしながら、こういった治療的再演を意図して起こし、子どもたちの回復を促す治療はプレイセラピーの一種となりえます。

Q どのように対応すればよいのでしょうか。

A
支援チームはAくんたちの「地震ごっこ」や「津波ごっこ」を実際に見て、前述したような理由から、この遊びをむやみに叱ったり、止めさせたりすることはAくんたちにとって良くないと判断しました。

そこで、学校での他の状況や家庭での状況を確認し、安心感がもてる場所で慣れた先生と一緒に、本人への面接を行いました。何か困っていることはないか、何か心配なことはないか、何か怖いと思うようなことはないか、そういったことを優しく聴いていきました。ここで、無理にいろいろなものを言語化させる必要はありませんし、言語化できなくても大丈夫です。そして、Aくんの訴えに対して、「お父さんお母さんや先生、大人たちが守ってくれているから大丈夫だよ、安心していいよ」ということをわかりやすく伝え、「いつでも相談していいんだよ」ということも合わせて伝えるようにしていきました。

こうした対応は、学校の先生や保護者にも継続してお願いをしました。「地震ごっこ」や「津波ごっこ」については、「休み時間や放課後に、

そうした遊びをしたくなったらしても大丈夫だよ。でも、もしかしたら地震や津波が怖くて、Ａくんたちの遊びを見るのも怖くなってしまう子がいるかもしれない。そういうことを言われたり気づいたりしたら、場所を変えてやってくれるかな」と指導しました。

それと並行して、「地震ごっこ」や「津波ごっこ」を怖がる子にも同様の面接を行い、「そういう遊びを見て嫌な気持ちになることはダメなことでも弱いことでもないんだよ」とアドバイスをしました。そして「嫌だとか怖いとか感じたら、相手に『嫌だから、ここではしないで』って言っていいんだよ。そして、いつでも先生やお父さんお母さんにも相談してね」ともアドバイスしました。

注意点もあります。子どもたちの遊びは、ときにエスカレートしてしまうことがあります。例えば、遊びのなかとはいえ、何人も死ぬようなシチュエーションになってしまうような状況に対しては、それを不快に思ったり、恐怖感をもつ子どもがいるかもしれません。そうした場合には、むやみに遊びを止めたり叱ったりするのではなく、大人が自然な形で遊びのなかに介入して、皆が助かる方向にシナリオをコントロールしていくような工夫をしてもよいと思います。つまり、大人が安心・安全なシチュエーションに誘導してあげるのです。

その後の経過

以上のような対応をしていった結果、Ａくんたちは参加しない子どもたちにも配慮をしながら「地震ごっこ」や「津波ごっこ」をときとして続けていました。遊びに参加する子どもたちも参加しない子どもたちも、以前に比べると、担任の先生や両親に「SOS」を言えるよう

になったようでした。そして、学校生活や家庭生活が落ち着き、日常を取り戻してくるにしたがって、「地震ごっこ」や「津波ごっこ」の頻度は減っていき、そのうちに見られなくなりました。今では、アニメやゲームのことで遊んだり、楽しむことが多いようです。

このように、「地震ごっこ」や「津波ごっこ」は災害に直面して不安や恐怖を感じた子どもたちの自己治癒法としての役割をもち得るのです。ですから、支援者が、安心・安全を確保して、それをわかりやすく伝えてあげながら、遊びをよい方向に誘導しつつ、子どもたちの自己治癒を促進し、災害における自己効力感（「災害での安全や危険は自分たちや自分たちを守ってくれる大人たちがコントロールできるんだ」という感覚）が育つ手助けをしてあげられれば、それは支援者が意図して行う上質なプレイセラピーになりえます。

用語解説

プレイセラピー

遊戯療法とも呼ばれ、遊ぶことを技法の中核とした、主に子どもを対象とした心理療法。子どもは大人ほど自身の気持ちを言葉で表現できません。そのため、子どもは遊びを通じて気持ちを表現したり、理解したり、整理したり、人に伝えたり、辛い気持ちを発散したり乗り越えたりする傾向があります。つまり、遊びは子どもからのメッセージが詰まっているのです。プレイセラピーでは、セラピストが構築した安心できる枠組みのなかで子どもはセラピストと遊び、そのなかで自分自身の気持ちを表現したり、理解したり、整理したり、人に伝えたり、辛い気持ちを発散したり乗り越えたりしていくのです。

CASE 2 Bちゃん（10歳・女子）
学校と保護者の対立
学校・家庭との連携

　Bちゃんは小学4年生です。ひとりっ子で両親と3人で暮らしていました。地震と津波に遭って避難をする際に、Bちゃん自身にケガはなかったものの、津波で建物や人が被害を受ける様子を目撃してしまいました。災害後しばらく、家族がいなくなると不安になったり、眠りづらくなったりすることが出現し、そうした子どもたちが何人かいたこともあって、学校は以前から勤務している非常勤スクールカウンセラー以外にも緊急スクールカウンセラーを要請し、その派遣が実施されていました。Bちゃんを含む希望者や、学校側から要請があった児童について、面談等の心理的支援が実施されました。

支援にいたるまでの経緯

　学校側としては、子どもたちのメンタルヘルスに配慮して、活用できる制度、人員、予算をできる限りの範囲で実施してきたつもりでした。Bちゃん自身も徐々に落ち着いて生活ができるようになってきていたものの、両親はBちゃんのことを心配する気持ちが強く、学校側により手厚い心理支援の継続的な実施を要求しました。
　学校側としても、それに応えるべく努力をしましたが、制度を超えた心理支援を実施することは公立学校として限界があり、徐々に両親との間に軋轢が生じるようになりました。対応に困った学校側から、学校支援チームに相談となりました。

> **Q** 学校と両親の間に生じた軋轢や葛藤は実際にはどのようなものだったのでしょうか。

A 「学校として実施可能な対応」と「保護者や本人の要求水準」とのギャップ、そして、そのギャップが引き起こす両者の軋轢やトラブルは往々にして学校現場に生じます。それらは災害時でなくても生じますが、特に子どもの身体や精神に多大な影響を及ぼす災害等の緊急事態時には生じやすいといえます。子どものために万全を尽くしたいという気持ちは、学校も保護者も変わりありません。しかし、学校（特に公立学校）にできることには制度的にも予算的にも人員的にも限界があります。東日本大震災後、原子力発電所の事故が起こった福島では、放射能汚染の可能性が生じ、除染作業については規定どおりにという学校側と、もっと除染作業をすべきだという保護者側との対立が少なからず見受けられました。こうした対立は、ともすれば、保護者側には「子どもを守ってくれない学校、要請を聞き入れてくれない学校」と映り、学校側には「国や自治体が定めた以上のことを要求するうるさい保護者」といった好ましくない感情的軋轢が生じ、協力すべき学校と保護者間の関係性を壊してしまいます。

> **Q** どのように対応すればよいのでしょうか。

A 学校側の認識を確認した後、支援チームはまずはBちゃんとの面接を行って、Bちゃんの状態をきちんと把握しました。そのうえで、今度はBちゃんの両親との面接を行って、保護者としての想いを傾聴しました。そうしたところ、Bちゃんの両親は「災

害が起きる地域に子どもを住ませてしまって、子どもに申し訳ない。もしこころの傷が残ってしまったらどうしようと思って、心配で仕方がない。だから学校にはもっと（心理支援を）やってもらいたい」と、その辛さと不安を吐露されました。

　もちろん、災害はどのような場所に住もうとも起こるわけで、その地域に「子どもを住ませてしまって申し訳ない」という両親の思いは「考えすぎ」といえます。子どもに起こりやすいマジカル・シンキングに近い認知（思考）です。しかし、トラウマを伴う災害体験では、子どもだけでなく大人でもこうした認知（思考）が起こりやすくなります。「自分たちのせいで子どもを傷つけてしまった」という罪悪感や後ろめたさを伴った認知（思考）は保護者を追い詰め、判断や行動の柔軟性をしばしば奪ってしまいます。支援者はその認知（思考）にできるだけ早く気づき、寄り添いながら、認知の修正（保護者はベストを尽くしてきたのであり、その場その場では最善の判断をしてきているのだから、対応や行動が間違ってなどいないという方向性の修正）をしていくかかわりをもつことが求められます。

　支援チームは保護者の想いに寄り添いながら認知の修正に取り組み、そのうえで学校側とのこじれた関係性を修復すべく、学校側に保護者の心理を伝え、その後に３者面談を行い関係の再構築の橋渡しを行いました。３者面談のなかでは支援チームが仲介・調整をしながら、保護者と学校側が互いにできること、できないことを明確化し、今後の支援の見通しを確認する作業も行いました。

Bちゃんのその後の経過

以上のような対応をした結果、Bちゃんの両親の辛さや想いに支援チームや学校が共感し、寄り添えるようになり、両親の不安や罪悪感、後ろめたさといった認知（思考）も改善していきました。そして、学校側とBちゃんの両親との関係性が修復された結果、両親の安定性は一層進み、結果としてBちゃんに対する保護力が増しました。Bちゃんは両親に安心して頼れるようになり、一層安定しました。そして、それが両親のさらなる安定につながるという、正のサイクルを生み出していきました。

このように学校と保護者が対立する時、多くの場合はどちらが正しいとか間違っているとか、単純な判断をすることはできません。災害発生時においては子どもたちだけでなく、保護者や学校教職員も傷つき、精神的な余裕をなくし、場合によってはマジカル・シンキングのような正しいとは言えない認知（思考）に陥ってしまいます。関係性がこじれたり、支援方法での対立が大きい場合には、第三者的・中立的な支援者に支援の枠組みに入ってもらうことも肝要です。

用語解説

マジカル・シンキング

魔術的思考や呪術的思考ともいわれ、実際には無関係な物事と物事との間に「関係がある」と思い込むことです。子どもにより多く起こりますが、大人にも起こります。災害においては「自分が悪いから災害が起こった」「自分が悪いから大切な人が犠牲になった」等々です。

CASE 3　Cくん（12歳・男子）

避難に伴う転校先でなかなか適応できない発達障害のある子ども

発達障害、合理的配慮

　Cくんは小学6年生です。発達障害の一種である自閉スペクトラム症（ASD）を生まれながら持っています。知的なハンディキャップはありません。Cくんの生まれ育った地区は人口も少なく、学校は一学年に少人数の一クラスのみという状況でした。Cくんは自閉スペクトラム症（ASD）から生じる独特のこだわりや、ストレスの負荷にて容易にパニックを起こすなどの特徴を持っていましたが、地域の小学校では、少人数の児童と教職員の全員がCくんの特徴や特性を理解し、Cくんが落ち着いて学校生活を過ごせるような対応が自然ととれるようになっていました。

　そのようななかで震災が起こり、地震と津波で自宅が大きな被害を受けたCくんは、家庭の事情もあって避難していた都市部へ転居することになり、それまでと比べると大規模な小学校に転校することになりました。

支援にいたるまでの経緯

　災害直後の避難生活では、普段とは大きく異なる生活環境の変化をCくんはなかなか受け入れることができず、ストレスを感じて、パニックをよく起こしていました。そのようななかで正式に転居と転校が決まり、新しい小学校での生活が始まりました。

　新しい担任は、Cくんの持つ発達障害についての申し送りを受けていましたが、その他の多くの教職員やクラスの子どもたちはCくんの特徴や特性の理解が十分とはいえませんでした。新しい学校での生活が始まると、Cくんはストレスを感じて些細なことでもパニックを起

2 ケースからみる支援の実際

CASE 3 避難に伴う転校先でなかなか適応できない発達障害のある子ども

こすようになりました。Cくんと同様に転校してきた子どもたちが徐々に新しい小学校での学校生活に馴染んでいくなか、Cくんだけはなかなか適応できない状況が続き、学校支援チームへ依頼がきました。

Q　Cくんはどのような精神状態になっていると考えられますか。

A 　Cくんの抱える自閉スペクトラム症（ASD）は、対人コミュニケーションに苦手さがあったり、独特のこだわりや感覚の過敏性を持ったりすることが特徴です。どういったコミュニケーションが苦手なのか、どういったこだわりがあるのか、どういった感覚過敏があるのかというのは、障害を持つ一人ひとりで異なるため、画一的な対応ではうまく支援ができません。肝心なのは、各ケースをよくアセスメントし、その特徴と特性を正確に知ったうえで、わかりやすい明確な対応を周りのみんなで展開していくことです。

　自閉スペクトラム症（ASD）のある人は、ときにそのこだわりの強さから環境変化に柔軟に対応することが困難になります。新しい環境に馴染んで適応することに時間がかかったり、合う環境を意図した環境調整を行わないと適応ができなくなることが生じます。また、発達障害を

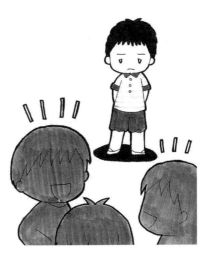

持つ人々は、自らのSOSを言語化して他者に発信することが苦手な場合も少なくありません。

　Cくんの場合は、元の小学校は少人数で、しかもCくんのことを十分に理解し配慮してくれる教職員や級友に恵まれ、安定した学校生活を送れていたにもかかわらず、災害による急激な環境変化でその基盤が崩され、混乱と喪失感といった大きなストレスを抱いていたと考えられます。定型発達の子どもたちは、そうした環境変化で調子を崩しても、周囲の支えがあれば徐々に落ち着きを取り戻して適応していけますが、発達障害を持っている場合は、たとえ周囲の支えがあっても、支援の方向性が合致していなければ、うまくいかないことが起こり得るのです。障害を持つ人の特性やニーズ、困りごとに合致した支援を行っていくための配慮を「合理的配慮」といいます。

Q どのように対応すればよいのでしょうか。

　支援チームはCくんとの面談や学校生活の観察のほかに、Cくんの保護者との面談を実施し、Cくんが「現在、どのような思いでいるのか」「どのようなことにストレスを感じ、どのようなことに困っているのか」を探りました。それと並行してCくんの認知機能検査などを行い、Cくんの特徴や特性の把握に努めました。

　そのうえで学校側との合同支援会議（担任、管理職教員、養護教諭、スクールカウンセラー、当支援チーム等）を開催し、それまでのアセスメント結果と、その結果から望ましいと考えられる支援の方法を話し合いました。例えば、パニックを起こした際の教職員の対応方法、クールダウンをするための場所の決定と確保を行いました。そして、Cく

んの状態や訴えの把握には担任とスクールカウンセラーが協働して行うことになりました。

それ以降は、支援の推移を見守りながら適宜合同支援会議を開催することとし、実際には複数回の支援会議をもって、Cくんの状態・反応・訴えを共有しながら、支援の方向性の微調整を継続しました。級友たちのCくんへの接し方については担任から、発達障害のことは伏せたうえで、個別的にアドバイスをすることになり、実行されていきました。

Cくんのその後の経過

以上のような対応・支援を行った結果、教職員や級友がCくんの特徴や特性に合った声かけや対応ができるようになりました。Cくんの感じるストレスは以前よりも軽減したようですし、ストレスを感じたり、SOSが必要な際でも、支援側からもその有無や内容を聞き取るようになったため、Cくんはストレスをため込まないで済むようになりました。

そうすることでCくんのパニックやかんしゃくは減り、穏やかな学校生活が送れるようになりました。そして、進学する中学校に対しても、小学校側から情報共有を行って、同様に近い対応が取れるように手配がなされ、Cくんは中学への進学を楽しみにできるようになりました。

このように、発達障害の子どもを支援する際には、正確な状態や特徴・特性の把握をして、合理的配慮に基づいた適切な支援を展開するように、多職種で検討することが重要です。

> **用語解説**
>
> ### 発達障害
>
> 　50頁も合わせて参照して下さい。近年では神経発達症群と名称が変わりつつあります。育て方や後天的に起こるものではなく、生来の脳機能の偏りを主因として、年齢に期待される発達課題（人間が発達によって得られるさまざまな機能が、その年齢で平均的にどの程度獲得できているか）の一部が、個人の平均差を超えて苦手になってしまうことです。世界的には知的障害（知的能力障害）も含まれる概念です。その他にもコミュニケーションや対人関係、興味や関心の豊かさなどで苦手さが生じる自閉スペクトラム症（ASD）、衝動や注意力で苦手さが生じる注意欠如・多動症（ADHD）、学習分野の一部に特徴的な苦手さが生じる学習障害（限局性学習症）などが含まれます。
>
> 　発達障害はすべてスペクトラム障害とされています。スペクトラムとは「連続体」という意味ですが、つまり障害の程度や特性は各ケースによってはさまざまであり、同じ発達障害と診断されても、障害特性がとても強いものもあれば、それほどでもないケースもあります。そして、それらの特徴や特性によって、支援の方法は違ってきます。

CASE 4　Dくん（11歳・男子）
避難に伴う転校先でいじめに遭う
いじめの構造

　Dくんは小学5年生です。ひとりっ子のDくんは、原子力発電所から近い地域に家族と住んでいましたが、災害の結果として起こった原子力発電所事故をきっかけに、住んでいた町は避難区域に指定され、内陸部の大きなX市に家族で避難することになりました。

　Dくんは地元の小さな小学校に通っていました。クラスのみんなと仲良く学校生活を送っていたので、学校が大好きでした。両親も長く慣れ親しんだ地域です。そのため、Dくんや家族は、避難をして大好きな小学校や故郷を離れるのが辛くて仕方がありませんでした。

　Dくんは、避難先のX市のY小学校に転入することになりました。Dくんは避難や転校に複雑な気持ちを抱いており、Y小学校で頑張ることに前向きになれませんでした。新しい学校でも元気がなく、クラスになかなか溶けこめずにいるなか、クラスメイト数名から「放射能がうつる」「汚いから触るな」などと言われ、黒板に悪口を書かれたり、持ち物をゴミ箱に捨てられたり、突き飛ばされたりといったいじめを受けるようになってしまったのです。

支援にいたるまでの経緯

　いじめ行為をしてきた数名のグループは、クラスのなかでも人間関係で力をもっていました。いわれのないDくんへのいじめに怒りや嫌悪を感じるクラスメイトもいましたが、自分がいじめグループの報復対象になることを恐れ、言いだせずにいました。傍観するような形になり、グループを止めてDくんを助けるクラスメイトが誰も現れなかったのです。そのため、Dくんは一層クラスで孤立するようになってしまい、学校に行きたがらなくなってしまいました。

Dくんの様子を心配した両親が理由をたずねたところ、Dくんからいじめられていることを告白されたのです。両親は驚いて、すぐに担任の先生に相談し、学校も対応を約束してくれましたが、残念ながら両親が満足できるものではありませんでした。両親は悩み、知人の子どもが支援を受けたことのある学校支援チームに相談依頼をしました。

Q Dくんはどのような精神状態になっていると考えられますか。

A 2013（平成25）年に制定されたいじめ防止対策推進法では、いじめの定義を「児童等に対して、当該児童等が在籍する学校に在籍している等当該児童等と一定の人的関係にある他の児童等が行う心理的又は物理的な影響を与える行為（インターネットを通じて行われるものを含む。）であって、当該行為の対象となった児童等が心身の苦痛を感じているものをいう」と定めています。

具体的には、悪口や仲間外れなどの「心理的いじめ」、暴力をふるわ

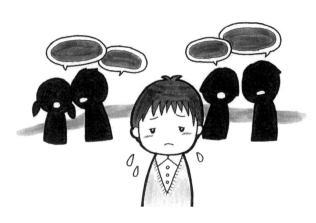

れる「身体的いじめ」、金品を隠されたりとられたりする「物理的いじめ」等があり、これらが単独あるいは併存して生じるようになります。Dくんの場合、悪口や暴力、持ち物の破棄など、すべての要素を含んだ複合型のいじめが生じているといえます。いじめを受けると、子どもは傷つくし悲しくなると同時に、「何とかしたい」と思って、意地悪をされたり悪口を言われないように一生懸命頑張ることがあります。場合によっては、「自分が悪いのでは……」と悩んだり苦しんだりもします。

しかし、それでいじめが収束する場合もなくはないでしょうが、その多くは、子どもが頑張っても頑張っても、いじめが続いてしまうことがあります。そうすると子どもは一層傷つくとともに、無力感で自信を失い、絶望に苦しんだ結果として、いじめ加害者にだけでなく、徐々に学校やクラスメイト、その状況を黙認している周囲の大人たちにまで不信感を持つようになります。自信の喪失や不信感は、ともに相談やSOSを出しづらくしていきます。また、子どもによっては「親に心配をかけたくない」「親に言ったら大変なことになって、もっと状況が悪化するかもしれない」という思いから、親への相談やSOSまでしない子どももいます。周囲は「もっと早く言ってくれたら」と思うことがしばしばありますが、いじめ被害においては相談したり、SOSを出したりすることは、子どもにとって想像する以上にハードルの高いものであることを認識しなければいけません。

Q どのように対応すればよいのでしょうか。

A 支援チームはDくんのケースがあきらかに「いじめ」に該当する行為であると判断し、いじめ防止対策推進法で策定

と設置が求められている「学校いじめ防止基本方針」と「学校いじめ防止等対策組織」(いじめ対策委員会など)の内容と活動を学校側に確認したうえで、対策チームの編成を依頼し、そのチームを多職種で構成し、チームメンバーとして当チームも加わることを要請しました。

　チームでは、当事者のみならずクラスメイトの子どもにも安心安全な状況下で、中立的な聞き取りを行い、正確な情報収集を図りました。聞き取りは事実関係だけでなく、加害児童たちが何故いじめ行為に及んだのかという加害児童たちの想いやストレス、被害者であるDくんの傷つきやストレスにも留意しました。それらの情報をもとに、加害児童たちに叱責ではない形式での「いじめ」についての個別教育・個別指導を十分に行ったうえで、スクールカウンセラーと当チームがコーディネートする形で、Dくんと加害児童たちとの間で修復的対話を行いました。修復的対話とは、加害者と被害者の想いや認識のずれを埋めて関係修復を図る解決方法で、各自が自らの想いを相手に伝えて、いじめた側といじめられた側の想いを共有し、理解とこころからの謝罪を実現するための考え方と技法です。

Dくんのその後の経過

　修復的対話によって、加害児童たちはDくんの傷つきの深さを知り、Dくんも加害児童たちの真剣な告白を聞いて、加害児童たちからの謝罪がこころからのものだとわかり、受け入れることができました。その後、担任やスクールカウンセラーから、クラス全体に対してもいじめについての教育を行い、どのような行為がいじめになるのか、いじめによって人はどれほど傷つくのか、法律でいじめ防止がうたわれて

2 ケースからみる支援の実際

いること等々を子どもたちにわかりやすく伝えました。そして、早め早めにSOSを本人や周囲が出すことの大切さや、どこの誰にどのようにSOSを出したらよいのかをグループ討議で考えることもできました。

こうした取組みの結果、Dくんへのいじめがなくなっただけでなく、クラス全体の絆と信頼感が深まり、Dくんもクラスに溶けこみ、馴染むきっかけとなりました。

CASE 4 避難に伴う転校先でいじめに遭う

用語解説

いじめの四層構造

森田洋司は、「いじめ」には四層構造があり、「いじめる子」と「いじめられる子」の二者・二層の構造だけでなく、集団で捉えていく必要があることを提唱しています。

森田によると、「いじめ」は「いじめる子」「いじめられる子」の他に、「観衆」と「傍観者」がいるとしています。「観衆」は直接的ないじめは行っていないものの、「いじめ」を容認・是認し、はやし立てたり喜んだりしている子どもたちのことです。「傍観者」は、いじめを容認・是認はしていないものの、知らぬ振りをして継続的に、そして結果的に「いじめ」に一役買っている者です。

「観衆」や「傍観者」は、自らがいじめにおける加害の一翼を担っているという意識が生じにくく、「傍観者」ではその傾向が一層強まります。しかし、これらの二者もれっきとしたいじめの加害者なのです。クラスや部活で起こる「いじめ」は、こうした四層構造が生じることが多く、また、この四者は流動的に動きます。ある時は「いじめる子」になったり、ある時は「観衆」や「傍観者」になるだけでなく、ある時は「いじめられる子」になったりもします。だから「いじめ」は表面化しにくいともいえるのです。つまり、「自分もいつ被害者になるかもしれない」という恐怖がつきまとうからです。こうした構造の視点を持つことが的確な状況把握につながり、それが正しい支援につながることを忘れてはならないでしょう。

第3章 教育の場面から

CASE 5 Eさん（14歳・女子）
避難に伴う転校先で不登校になる
不登校、過剰適応

　Eさんは中学2年生です。中学2年になる直前に震災が起こり、被害地域から離れた都市部に避難をしました。しばらくは避難先で生活をすることになったEさんは、避難先の中学校に転入をすることになりました。

支援にいたるまでの経緯

　新しい中学校では、いじめられるようなこともなく、クラスメイトはEさんを受け入れてくれましたが、Eさんは新しい学校や新しいクラスメイトに慣れるために緊張しながら頑張るという生活が続きました。

　そのようななかで夏休みに入り、夏休み中は安定して過ごせていましたが、夏休みが終わって二学期に入った頃から、時々強い頭痛を訴えるようになりました。いくつかの病院で調べましたが原因は不明で、やがて頭痛だけでなく吐き気や嘔吐、腹痛なども訴えるようになり、登校ができなくなりました。両親はEさんにいくつもの病院を受診させましたが、身体的な病気は見つかりませんでした。

　Eさんは「学校には行きたい。

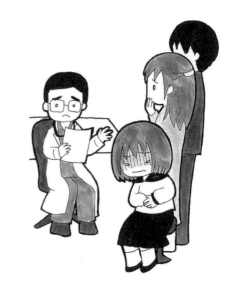

CASE 5 避難に伴う転校先で不登校になる

学校で嫌なことはない」と話していました。病院での受診結果からEさんの不調が「身体」ではなく、「こころ」の問題であると感じた両親は、Eさんを何とか学校に行かせたい一心で、励まして学校に行かせようとする働きかけを強めるようになりました。しかし、両親が励ませば励ますほど、Eさんの身体の症状は悪化してしまいました。

担任は両親に児童精神科の受診を勧めましたが、両親は精神科受診に抵抗感があり、なかなか受診にはつながりませんでした。学校に来られないので、スクールカウンセラーのカウンセリングを受けることもありませんでした。登校できない状態が長引き、対応に窮した学校は、以前にも支援を受けたことがある学校支援チームに相談依頼をすることにしました。

Q Eさんはどのような精神状態になっていると考えられますか。

A 不登校にはさまざまなタイプと誘因があります。誘因についてはひとつということではなく、いくつかの誘因が重なり合って、結果的に不登校に発展することが多いといえるでしょう。「震災自体で味わった恐怖」「避難によって友人関係やコミュニティが分断され、環境が大きく変化したこと」「そのような状況の中で新しい学校に馴染まなければならない焦り」、こうしたいくつかの誘因が重なり、大きなストレスとなってEさんに襲いかかったことは想像に難くありません。

一方で、人間が抱えられるストレスには限界があります。抱えるストレスを処理できる力やその方法は一人ひとりで異なるため、どのよ

うな種類のストレスに弱いのか、どれくらいのストレスに耐えられるのか、ストレスが処理しきれない時にどのような反応（ストレス反応）を示すのかも一人ひとりで異なります。過剰なストレス負荷によって、見るからに落ち込む人もいれば、不安が高まる人、イライラして乱暴になる人、身体の調子が悪くなる人もいるのです。

　Eさんは大変ななかで、両親や周りの人に心配をかけまいと転入先の新しい学校で頑張ったのだと考えられます。頑張りは新しい環境に適応するために本人が行う「適応行動」といえ、誉められるべき大切なことですが、頑張りすぎると「過剰適応」の状態となり、無理をしていることになります。頑張り通すことができれば自信や成長につながることもありますが、そんなに強い子どもばかりではありません。どこかで破綻をしてしまうこともあるのです。その破綻した時に出てくるストレス反応も、人によってさまざまである、ということになります。Eさんは「ストレス反応が身体症状に出やすい」タイプといえます。

Q どのように対応すればよいのでしょうか。

支援チームは、Eさんのケースは過剰適応で頑張りすぎた結果、Eさんのストレス処理システムが破綻して、身体化（精神的な症状が身体的な症状に変換されて生じること）が起こっているのではないかと考えました。精神医学的には「身体表現性障害」という病名がつく状態です。ですから、やはり児童精神科医療につなげる必要があると判断し、Eさんの両親と面談を重ね、両親がEさんの心理状態についての理解を深められるように説明をしながら話し合い

ました。児童精神科についての情報も提供し、受診するメリットや受診をしないデメリットも説明しました。そして、回復までにはある程度の時間が必要で、両親が焦ったり、本人に過剰に登校刺激をかけることは状態の悪化につながること伝え、長い目で温かく見守っていく重要性を理解していただくことを心がけました。

　同時に、担当教員・スクールカウンセラー・スクールソーシャルワーカーともケース会議を行い、Eさんの状態や支援の情報の共有を図りました。スクールカウンセラーには両親への継続的な助言と、本人が登校できるようになった際の心理的なケアを要請しました。スクールソーシャルワーカーには地域の児童精神科などの医療資源の情報を両親に伝えてもらい、その医療機関との橋渡しをお願いしました。

Eさんのその後の経過

　学校を中心とした多職種での働きかけと情報提供によって、両親の児童精神科受診への抵抗感が薄れ、Eさんはスクールソーシャルワーカーによって橋渡しされた児童精神科（医療機関）を受診し、通院することになりました。両親は以前のように過剰に励まして登校刺激をかけすぎるようなことはせずに、「時間がかかってもいいから」「きっとよくなるから」と温かい気持ちで本人に接するようになりました。

　医療機関ではカウンセリングとともに投薬もなされ、家庭での対応変化と相まって治療効果が出現し、少しずつEさんの身体症状の訴えは少なくなっていきました。学校に行った際にも調子が悪ければ気軽に保健室の利用をしてよいことを保障し、無理をしなくてよいことを教職員もEさんに伝えるようにしました。スクールカウンセラーも同

様の姿勢で本人の訴えを傾聴する時間を定期的に保障するようにしました。

　Eさんは身体の症状が顕著でない時は、登校できるようになり、登校再開当初は表情も緊張し、調子を崩して保健室を利用することもありましたが、徐々にそれもなくなっていきました。今では保健室を利用することもほとんどなくなり、カウンセリングの頻度も減って、笑顔でクラスメイトの輪に入って学校生活を送れるようになりました。

用語解説

不登校の分類

　齊藤万比古は「学校活動への適応およびその破綻の様式」に着目し、不登校を以下の4つに分類しています。
①過剰適応型（過剰適応努力の破綻と挫折によって生じる）
②受動型（学校活動や仲間関係に圧倒され萎縮している子どもたちに生じる）
③衝動型（衝動統制の未熟さによって孤立していた人間関係から生じる）
④混合型（①から③の特徴を複数併せ持っている）
　この分類でもわかるように、不登校という表現形態が同一でも、背景として抱える特性・疾患・事情などは各ケースで異なっています。この背景を見誤ることは、行う支援が誤ってしまうことを意味しており、ケースの把握（アセスメント）は非常に重要です。できる限り多職種で正しい判断ができるように心がけるべきだと考えています。

CASE 6 F先生（支援者）

支援を頑張ってうつ病になる
支援者への支援、燃え尽き（バーンアウト）症候群

　F先生は小学校の教員です。震災が起こり、F先生の住む町は津波に襲われましたが、勤務先の学校は高台に建っていて津波被害を受けなかったため、避難所として使用されることになりました。実はF先生自身、お母様が津波で亡くなられるという被害を受けていましたが、F先生は勤務先が避難所になったことや教え子たちがその避難所に多数いたことから、被災をした自宅や家族への対応もそこそこに、学校での支援に献身的に従事しました。

支援にいたるまでの経緯

　学校での避難所運営が1か月ほど続いたのち、避難所にいた被災者たちは自宅への帰還、遠方への二次避難、仮設住宅等への入居等にて退去となり、学校の仮設避難所は閉鎖され、学校業務が再開されることになりました。F先生は避難所の管理業務に引き続き、今度は学校の再建業務にあたることになったのです。避難先の学校に転入した生徒の情報の引継ぎ、自身の学校の運営再建、実際の授業準備、担当する生徒や家庭への対応等々の業務で、F先生は多忙を極めました。日々の業務に追われながら、それらを何とかこなしていたF先生でしたが、学校再開から10か月ほど経過した時期から気分の落ち込みや意欲の低下、疲労感を感じ、出勤することが難しくなっていきました。

　出勤することが難しくなったものの、非常に生真面目で仕事熱心であったF先生は何とか学校に出勤し、山積する業務をこなそうと頑張りました。しかし、以前なら簡単にできていた業務にとても手間取る

ようになったり、仕事上のミスが増えるようになりました。F先生は焦り、ミスのために自分を責める気持ちが強まっていきました。表情はどんどんと暗くなり、気持ちが滅入るばかりでなく、悲しさや虚しさも感じるようになりました。ついには「こんな状態なら、消えてしまいたい。いっそ死んだほうが楽になるのではないか」とまで考えるようになりました。

　同僚や上司はF先生の異変に気づき、折に触れて声かけをしていましたが、F先生から詳しい訴えはなかったために有効な対策をとれませんでした。F先生の在籍する学校は震災被害が大きい地域にあり、子どもたちのメンタルヘルス支援の必要性も大きい学校でした。そのため、子どもたちの支援のために支援チームが学校訪問に来ていましたが、学校管理職からF先生についての相談があり、支援チームによる支援介入が行われることになりました。

Q F先生はどのような精神状態になっていると考えられますか。

A 震災後の子どもたちを地域で支えていくために学校の先生はとても重要な存在ですが、災害後の教員には複雑で多様なストレスが多大にかかってきます。学校教員は平常時においても、その業務量の多さや業務内容の多彩さ、責任や期待の重さなどから心理的ストレスが非常に大きいことがわかっています。それは、精神的不調を訴える率や休職率が他の職業に比べて高いことからも実証されていますし、燃え尽き（バーンアウト）症候群やうつ病が多いとの報告も出ています。こうした平常時のストレスに加え、震災時には避難

や学校に設置された避難所運営についてのストレス、学校再建に関わるストレス、子どもたちへの各種のケアで生じるストレス、そして教職員個人にふりかかった被災によるストレスという多重ストレス状況が生じるのです。

　このようなストレスフルな状況が続くと、うつ病のリスクが高まります。うつ病は、気分の落ち込みや意欲の低下といった症状を特徴とする精神疾患です。精神疾患ですから、れっきとした病気であり、単なる気分の落ち込みや憂うつとは全く違います。そのため、気分転換や励ましで解決できるものではありません。専門家の判断の下で適切な治療をしていく必要があります。

Q　どのように対応すればよいのでしょうか。

支援チームはＦ先生と面談を行い、心理アセスメントも行いました。その結果、うつ病の可能性が高く、場合によっては自殺につながってしまう可能性もあると判断し、十分な休養と早急な専門医受診を勧めるとともに、学校側にも職務内容や分担の見直しを緊急に図ってもらい、Ｆ先生が安心して療養できるように環境の調整を行いました。専門家として、Ｆ先生には適切な療養をすれば必ず良くなることを伝え、現在の仕事面での不調はうつ病という病気のためであって、Ｆ先生の能力の問題や資質の問題ではないこと、Ｆ先生に責任はないこと、病気になったのはＦ先生が弱いからというわけでは決してないこと等を十分に伝え、今後もＦ先生の療養にチームとして協力していくことを保障しました。

F先生のその後の経過

　F先生は支援チームの助言や説得もあって精神科専門医に受診することになり、受診によってうつ病の診断が出ました。そして、病気療養のために自宅療養を行うとともに、通院にて薬物療法や認知行動療法を実施することになりました。学校側も教育委員会等と連携し、早急に人員の調整を行って、F先生が安心して自宅療養ができる環境をつくりました。

　2か月ほど専門医の治療の下でしっかりと療養したF先生は出勤を再開することになり、学校側が主治医や支援チームと協議のうえで配慮・決定した業務量や業務責任の軽減環境の下でのリハビリテーション復職を開始しました。復職当初は緊張を感じていたF先生でしたが、十分な環境面での配慮の結果、順調な復職を果たし、徐々に業務量や業務責任を回復させた通常業務に戻りました。専門医への通院や支援チームとの面接は継続していますが、症状は安定し、業務も問題なく遂行できる状態が続いています。

用語解説

燃え尽き（バーンアウト）症候群

　今まで熱心に仕事などに打ち込んでいた人が、エネルギー切れを起こしたかのように無気力な状態になってしまうこと。うつ病の一種ともいわれています。活動的で理想が高く、仕事に全力で取り組む人に多くみられ、ある時突然、文字通り燃え尽きたように働く意欲を失い、職場に適応できなくなります。働き盛りの中堅や、仕事の達成度がわかりにくい職種、感情労働（自身の感情を抑えて緊張や忍耐を強いられる労働）をしている職種の人に多いといわれ、教師もその職種の一つです。災害においては支援者全般に同様のことがいえるでしょう。

3 教育現場における多職種支援
～チームが行っていくべきこと

発達の視点を含めたアセスメントをチームとして行っていく重要性

　緩やかなものでよいので、多職種の支援チームをつくるべきという話を本章の冒頭でしました。それでは、そのチームは何を大切にして支援を行っていくべきなのでしょうか？　これまでにも述べてきたように、困っているケースに直面した時、そのケースを正しく理解しなければ支援を誤ってしまう可能性が高くなるということを考えると、そのケースをいかに正確に把握できるか、つまりいかに正確にアセスメントできるかという点が非常に大切です。

　アセスメントにおいては、視点が偏ることなくバランスが保たれていることを意識しながら、つまり先入観をできる限り排除し、客観的なアセスメントの実施を念頭に置くべきでしょう。具体的には、WHO（世界保健機関）が病気を診たてて治療していく際に提唱している「バイオ－サイコ－ソーシャルモデル」が有用です。バイオロジカルな視点（発達の問題、精神疾患の存在、身体的なダメージや疾患の存在、等々）、サイコロジカルな視点（トラウマの問題、トラウマ以外の心理的ストレスの存在、精神症状など心理状況、等々）、ソーシャルな視点（避難状況や保護状況、物資の不足、経済的な困難、コミュニティの分断、等々）の３つの視点でのバランスを保ちながらアセスメントを行っていくべきということになります。

　例えば、災害の支援となるとどうしても視点が「トラウマティックな」ものに偏りがちとなってしまいます。そうすると、おのずと支援

もトラウマに対する支援に偏りがちになります。確かに震災の支援においてトラウマティックな視点は重要です。しかし、東日本大震災における被災地に共通する現在進行形の問題として、震災から年月が経つに従って、新たに事例化してくる、あるいは症状や不適応の遷延を認める、そういったケースのなかに発達障害の子どもたちが多くなってきていることも重要な知見です。大災害で回復までの期間が延びると、定型発達の子どもたちが家族や学校、地域の支えにより災害による反応を回復させていくなかで、障害を抱えるがゆえにどうしても精神的回復力（レジリエンス）が脆弱となっている子どもたちは、時間が経過してもなお災害による急性慢性のストレスに適応できず、さまざまな症状や困難が生じやすくなります。

　また、こういった状況のなかで被災家庭や保護者が孤立化し、虐待が起こったり、学校でいじめが起こったりすると、そのトラウマティックな影響も加わって、事態や心理構造が一層複雑化します。こういった複雑なケースを学校の教職員だけで正しく理解し、正しく支援できるでしょうか？　被災後のさまざまな経時情報とソーシャルな情報を含めて子どもの発する微かなシグナルやSOSを正確に見極めていくことは簡単な作業ではありません。目立つ問題行動や症状が特に見当たらない場合でも、子どもがトラウマ反応を呈していることは多く、外見的には微弱なトラウマ反応などは見落とされてしまうことが多いのです。こういった見逃しは、いわゆる軽度発達障害でも生じやすいといえます。こういった微弱な反応や症状を教職員のみで見つけ、要支援かどうかの判断をして、実際に支援につなげていくことは簡単なことではありません。そうしたことからも教職員など日々子どもたちに接している支援者だけでなく、専門家も含めた多職種の支援チームの構築はとても大切です。

養育者たる大人のメンタルヘルス支援の重要性

　子どもは大人に育まれて身体的・心理的・社会的に成長するため、養育者のメンタルヘルスは子どもの心理的成長や社会的成長に大きく影響します。大規模災害時には、どうしても物理的・身体的な被害に注目しがちになるので、「こんな気持ちやこころの問題で大げさに相談するのはよくない」と相談を控えがちになり、結果的に心理的に追い詰められ、場合によっては精神疾患や自殺につながったりします。

　養育者が心理的に追い詰められたり、余裕のない状態で子育てをすると、子どもたちはそれを肌で感じ、萎縮したり、遠慮したり、自分を責めたりします。そして、さまざまな心理的問題が生じ、子どもたちまで心理的に追い詰められることになるのです。つまり子どものメンタルヘルス支援を考える際には、常に育む側の大人のメンタルヘルス支援の充実もセットにして考えなければなりません。保護者の笑顔を取り戻せないと子どもの笑顔も取り戻せないのです。このことも支援の念頭に置いておくべきでしょう。

学校で子どものトラウマケアを実施する際の基本的な留意点

　ここでは、「発達」の問題よりも「子どものトラウマ」の視点を重視して述べたいと思います。発達の課題を抱える子どもに対しては適切な発達支援療育の導入や、家族を含めた関係者への心理教育が重要です。子どものトラウマケアに当たっての基本的な留意点としては、①支援者がトラウマやトラウマ反応を知っていること、②保護者のメンタルヘルスケアの必要性とその支援が担保されていること、③出来うる限りの安心できる支援空間が確保できること、④支援者のバック

アップ体制が構築されていること、⑤子どもの成長・発達とトラウマ反応に相互反応があり、それがどのようなものかを知っていること、⑥各種のトラウマケアやその適応を理解できていること、⑦複数のトラウマケアを実施する場合、各支援の整合性がとれていること等があげられます。これらは支援チーム全体としてはすべて担保されるべきですが、学校現場で担保していくべきことは①〜④と⑤の一部のあたりであろうかと思います。被災してトラウマを抱えた子どもたちへの支援には、何よりも安心感や安定性が重要です。支援者や支援体制、支援を受ける空間が不安定では逆効果になりかねません。こういったことに学校も配慮することは非常に重要です。災害という大きな環境の変化は、子どもの健全な発育や成長にかかせない安心安全な環境が毀損されることを意味します。子どもを育む役割の保護者にとってもそれは大きなストレスとなり、直接的間接的に子どものメンタルヘルスにダメージを与えることになります。ですから、災害時の子どもへのメンタルヘルス支援においては、「保護者を支援しながら、保護者にとっても子どもにとっても安心・安全な環境を整備する」ことが災害の急性期や復興期を問わず重要な第一歩となるわけです。この際の「安心・安全」とは、物理的・精神的・経済的な側面をすべて包括するものです。学校や教職員を含めた支援者は、この安心・安全感を感じさせる安定した存在であるべきで、バックアップ体制を含めて支援者の安心・安全感を確保していくことも重要となってきます。

次に、特に幼児期や学童期の子どもたちへの留意点ですが、やはり比較的気づきやすいシグナルもあれば、周囲が気づきにくいシグナルしかない場合もあります。外面的には些細な行動面の変化でのみトラウマ反応が現れる場合もあるわけです。「少し無口になる」「少し食欲が落ちる」「少し集中力が落ちる」「少し意欲が落ちる」「少しわがま

まになる」「少しはしゃぎすぎるようになる」「指しゃぶりなど、少し退行する」等々です。これらの変化や症状を適切にとらえ、発達やトラウマ反応といった見極めを行って、適切に必要な支援につなげるために支援チーム体制の構築が望ましいわけです。

　少し年齢が上がってくると、自分で考えたり自分でできたりすることが増えてきます。そうした段階では、ストレスへの対処法（セルフマネジメントや大人への相談等）や災害で起こる現実の危機状況への対処方法を学ぶことで、自分の身を自分で守れるようにすることが自己効力感を高め、ストレス耐性を増してストレス反応から回復していく契機となっていく場合もあります。ですから、正しい心理教育の実施が大切になるわけです。

　子どものメンタルヘルス支援における留意点として最も知っていただきたいことは、子どもは「頑張る、時として頑張りすぎる存在である」ということです。これは、前述してきたように「過剰適応」といえるものですが、子どもは「心配をかけたくない」とか「よく見られたい」とか「誉められたい」……、そうした理由で頑張り、時として頑張りすぎてしまいます。そして頑張ってしまっていると、周囲の大人たちは「元気だ。大丈夫だ」という判断をしてしまいがちです。でも、実際には大丈夫な子どもばかりではありません。傷ついて、癒しや支援が必要にもかかわらず頑張っている子どもも多いのです。こうした状態で支援が必要にもかかわらず、震災後の数年にわたって頑張ってきた結果、遂に電池切れとなり、不適応を起こすことではじめて事例化するケースが多いことは知っていただきたく思います。このような子どもたちを支援の網から漏らさない心がけをもって、教職員も含めた支援者は支援にあたるべきでしょう。

コラム **福島県での親子支援**
ペアレント・プログラムについて

福島大学子どものメンタルヘルス支援事業推進室　**佐藤則行・川島慶子**

震災後の子育て環境

　福島県では、震災後の原発事故による放射線不安のため、保護者が福島で子どもを育てることに不安を抱える状況が続きました。子どもが外で走り回ることで健康を害さないか心配になり外遊びを禁止したり、外で土や草や虫に触ることが気になり制止しなければいけないなどの状況がみられました。しかし、室内遊びだけでは子どももエネルギーを持て余してしまい、また子どもと距離をとれないためにそばにいる保護者もイライラを募らせてしまう。そのように、日常的に親子が互いにストレスを感じやすい環境にありました。

親支援プログラム

　このような状況にあった福島では、親子支援の一つとして、ペアレント・プログラムが県内各地で実施されるようになりました。ペアレント・プログラムとは、簡単に説明すると、子育てが大変だと思っている保護者や、お子さんの発達が気になっている保護者を対象に実施される、厚生労働省も推奨している親支援プログラムです。地域の支援者（保健師、保育士、福祉施設の職員など）も一緒に参加することで、さまざまな場所で効果的に支援が行えるようになるための研修としても機能しています。

　福島では、特定非営利活動法人アスペ・エルデの会が中心となって実施しています。プログラムは、1クール全7回（マニュアルに沿った6回の内容と一定期間をおいてから行う1回のフォローアップ）、時間は60〜90分ほどで、講師がポイントを説明し、保護者（主に母親）がペアになってワークに取り組みます。目標としては、①お子さんについて「行動」でとらえる視点を身に着けること、②できたことをほめて対応できるようになること（お子さんの適応行動を強化できるようになること）、③同じ悩みを持つ子育て仲間を見つけることがあげられます。

　特徴としては、お子さんの行動自体を変えることを目指すのではなく、

保護者のほうの認識を変えることに重点が置かれている点です。そのための働きかけとして、「うちの子は○○や△△して困ったことばかり」と感じている保護者の方に、お子さんについて「よいところ」「努力しているところ」「困ったところ」という３つの項目について、行動で書き出してもらいます。最初は「困ったところ」が書かれやすいのですが（プログラム参加の動機として子どもに困難さを抱えているからという方が多いことから当然かもしれません）、ほかの２つの項目も記入するように促します。その際、「よいところ」を「人と比較してすぐれているところではなく、当たり前のことでも普段できているところ（適応行動）」であることを説明し、やって当然、当たり前と思っていたことでも文字にしていくことで、お子さんのできている部分にも意識が向くようになり、子どもをほめることへのハードルが下がります。

　また、参加している保護者自身についても、同様に行動を３つに分けて書き出してもらいます。そこでは、「よいところなんてない」と言いながらも、保護者同士のペアワークでお互いにねぎらいあう様子がみられたり、「結構いろんなことやってたんだなと思いました」など、自分の日常を振り返っての感想が聞かれたりします。

プログラム参加の感想

　実際にプログラムに１クール参加した方からは、「困っていることばかりが多かったが、視点を変えることで努力しているところやよいところに気づき、困っていることが減りました」「子どもの行動のとらえ方が変わり、行動を細分化してほめたり、認めたりすることができるようになりました」との感想が聞かれ、子どもの行動について保護者の認識の変化につながっているようでした。また、「相談のできる人や子どもについて話をする人がいなくて悩んでいたので、参加できてよかったです」「ほかの方とたくさん話ができたのもよかったです」など、保護者同士が苦労を共有できる機会としてもお役に立てているようでした。

　これからもペアレント・プログラムが県内の多くの場所で行われることで、支援を必要とするたくさんの保護者とつながっていきたいと考えています。

コラム 福島県の子どもへの支援
こころの授業の取組みについて

福島大学子どものメンタルヘルス支援事業推進室　**中村志寿佳**

子どものメンタルヘルス支援

　東日本大震災以降、福島県では津波や原発事故により避難を余儀なくされた家庭も多く、以前のコミュニティや家族構成、友人関係等、子どもを取り巻く環境は大きく変化しました。震災から数年が経過してもなお、学校現場では「クラスで落ち着かない」「友達とのトラブルが多い」など行動面で特徴がみられる子どもや、身体症状・気持ちの不安定さを訴える子どももいます。福島県全体では、不登校やいじめ等への対応が課題となっており、子どものメンタルヘルス支援の必要性を強く感じています。

　福島大学子どものメンタルヘルス支援事業推進室では、子どもへの一次的な援助として、こころの授業を行っています。これは、震災後に浜松医科大学を中心に実施された内容を引き継ぐ形で、2014（平成26）年度より福島県教育委員会から委託を受け、弘前大学と協力して実施しているものです。こころの授業は、問題が起こってから対処するのではなく、こころの回復力や現実の対処能力を上げて、安定を図る予防的プログラムです。福島県内すべての児童・生徒を対象に、要望があった学校を訪問し、小学１年生から高校３年生までクラス単位で授業を行っています。

支援の実際

　目的別に３つの授業プログラム（Unit1〜3）を実施します。
　Unit1の目的は、自分の「よいところ」を見直し自己肯定感を高めること、自身で取り組める気持ちの切り替え方を知ることです。授業では、適応行動に注目し、よいところは人と比べる必要がなく、特別なものでなくてよいこと、問題が生じないために普段当たり前に取れている行動が大切であることを理解し、肯定的なイメージが持てるような気づきを促します。次に、自身の気分転換の行動を幅広く見つける練習を行います。また、子ども自身で行える呼吸法や筋弛緩法などのリラクゼーション法も体験してもらいます。

Unit2の目的は、自分と他者との違いや自分の抱いている感情に気づき、自他を大切にした考え方や表現方法を身につけることです。怒りや悲しみを感じやすい対人場面をいくつか提示し、それぞれの場面で感じる気持ちを数値化します。同じ場面でも人によって点数の違いがあると確認し、自他の違いに目を向け、それぞれの気持ちや考えを尊重できるようになる（考え方をアサーティブにする）ことを狙います。次に、自己表現のタイプ（攻撃的、非主張的、アサーティブ）をもとに、アサーティブな表現の仕方を考えます。また、相手に伝える前に怒りの軽減が必要な場合、アンガーマネジメントの方法を紹介します。

　Unit3の目的は、気持ちの切り替えの方法として「考え」に注目し、考えの幅を広げることにより、ストレス軽減につながる方法を知ることです。チェックリストを使い自身の考え方の傾向を客観的にとらえるワークを行います。その後のグループワークで、普段の考え以外にさまざまな考え方を出す練習を行います。特にストレスのかかる状況下では、クセにより偏った考えが浮かびやすいこと、それにより調子が悪くなるという悪循環に陥りやすいことを知り、考えに幅を持たせることがストレス軽減につがることを理解します。

支援の効果

　授業の終わりに児童・生徒へアンケートを行い、「理解度」「楽しさ」「有用性」について感想を聞いています。アンケート結果からは、授業に対する一定の満足度があり、授業での気づきを通して自己理解、セルフヘルプスキルの向上、支援希求能力の向上が期待されることがうかがえました。

　授業終了後には、学年担当や担任教諭とのコンサルテーションの機会を設定し、授業での様子やアンケートの回答内容から、サポートが必要な児童・生徒についての情報共有を行います。また、授業のポイントを今後の学校生活で応用するための助言を行います。

　こころの授業は、子ども自身のスキル取得のみでなく、授業を通して教師と情報共有することで、二次的な援助（個別支援）につなげられる機会としても有効と考えます。学校における段階的な支援の一つとして、今後も活動を継続していきたいと思います。

第4章

被災地における子どもと保護者

● 松浦直己 ●

被災地支援における研究の紹介

本研究の着想に至った経緯

　2011（平成23）年3月11日に発生した東日本大震災は、被災地の方々に甚大な被害をもたらしました。自然災害が多いとされる日本においても、1000年に1度という歴史的な大災害だったのです。この震災の被害に関する特筆すべき点は、以下の2点に集約されます。

① 猛烈な津波が広範囲の沿岸住宅地域を襲い、一瞬にして多くの命を奪ったこと
② 津波による福島第一原子力発電所（以下、福島第一原発）の大事故により、多くの住民が避難を余儀なくされ、それが長期間に及んでいること

　多くの研究で明らかになっていることは、災害被害者のなかでもっとも深刻なストレスに曝されるのは"生活弱者"であるということです。つまり、最も甚大な被害を受けた地域住民の方々、なかでも小さいお子さんや胎児、その保護者の方々は、我々に想像もつかないような激しいストレスに曝されてきたと思われます。「さようなら」も言えずに一瞬で親を失った子どもたちや、放射線被害により長期間自宅を離れ、避難所等での生活を余儀なくされた子どもや家族の悲しみを表現できる適切な言葉は見当たりません。

　本書の共著者である3人の児童精神科医（八木、福地、桝屋）は、積極的かつ定期的に被災地に赴き、子どもたちやその保護者への支援を提供していましたが、偶然にも共通の問題意識を持っていました。当時、保護者や保育士等の相談を受けるなかで、震災当時は乳児だっ

た（胎児だった子どもも含む）3、4歳の年代に、「落ち着きがない」「集団行動に馴染めない」という主訴の相談が多かったのです。

　3人の児童精神科医の問題意識と方向性は、以下の点で共通であり、明瞭でした。
① 激甚被災地の支援は圧倒的に不足しており、それが子どもたちの情緒や行動の問題となって現れている
② 支援を必要とする子どもたち、保護者や保育士等に対して継続的な支援を提供すべきである
③ 明確な目標と使命感を共有した専門職連携チームが不可欠である
　このような共通認識を基盤にして、「被災地の支援が必要な子どもたち（子どもを取り巻く大人も含む）に10年以上にわたって支援を提供し、その効果を検証する研究を実施しよう」という着想に至ったのです。

研究の概要と目的

　本研究の概要と目的は以下のように集約されます。
① 震災当時乳児（胎児も含む）だった、3、4歳の子どもたちを対象として、要支援児を検出して支援および治療を提供したうえで、対象者全員の成長発達を長期的に追跡する。
② 東北3県（岩手県、宮城県、福島県）の甚大被害沿岸地域にある保育所・幼稚園を対象として、各県の状況を比較しつつ、治療介入的研究を実施する。
③ 中学卒業まで追跡調査し、子どもたちの成長発達の経過を確認するとともに、治療的支援を行った子どもたちの治療効果を検証する。

研究チームの紹介と役割分担

図4-1は、研究チームの紹介と役割分担を示しています。代表は岩手医科大学の八木淳子であり、岩手県内の被災地支援および研究を担当しています。同様に宮城県を福地成が、福島県を桝屋二郎が担当しています。本章執筆の松浦は、縦断的追跡研究の研究デザインを提案し、データ分析や論文執筆などを担当しています。

そして重要なのは、それぞれの県で実際に子ども支援、親支援、学校支援の実務を担っている、各センターの専門職の先生方の存在です。本研究は、多領域の多数の先生方の全面的な協力を得て、推進されています。

本研究の意義

実は、大災害後の住民の心身の健康を評価した研究例は豊富にあり

図4-1　研究チームと役割分担

岩手医科大学 いわてこどもケアセンター 代表：八木　淳子	・全体の統括（心理士の配置・プログラム開発・連絡調整） ・倫理審査申請およびデータ集積・管理に関する責任者 ・児童精神科専門医として地域巡回・診断・治療、教育相談
みやぎ心のケアセンター 分担：福地　成	・児童精神科専門医として地域巡回・診断・治療、教育相談 ・ソーシャルスキルトレーニングの内容策定・実施・評価 ・地域の児童福祉課との連携・所属センター内での連絡調整 ・研究成果の報告、論文執筆
福島大学 子どものメンタルヘルス 支援事業推進室 分担：桝屋　二郎	・児童精神科専門医として地域巡回・診断・治療、教育相談 ・ペアレント・トレーニングの内容策定・実施・評価 ・地域の児童福祉課との連携・所属大学推進室内での連絡調整 ・研究成果の報告、論文執筆
三重大学 教育学部 分担：松浦　直己	・対象児・保護者・先生に対する質問紙や面接に関する実務 ・縦断的研究デザインの構築とデータ解析 ・論文執筆、英文論文投稿

1 被災地支援における研究の紹介

ます。例えば、2005年にアメリカ合衆国南東部を襲った大型ハリケーンカトリーナは壊滅的被害をもたらしましたが、その後もたくさんの研究論文が報告されています（Hansel et al. 2013;Lai et al. 2015;Pfefferbaum et al. 2013;Weems et al. 2008）。しかし、本研究は以下のように極めて重要な特徴をいくつか持っています。

① 研究対象を被災地の子どもやその保護者としていること
② 様子を観察するだけでなく、要支援児を検出し、適切な社会心理的支援、および治療を提供していること
③ 主な対象者を震災時での乳児（胎児をも含む）としていること
④ 研究対象者は4歳から15歳（中学卒業時）まで縦断的に追跡され、定期的（隔年、もしくは2年毎）に心身の問題を評価されること

③については、本研究が震災時に生誕した子どもや保護者のストレス状況を重視しているということです。④については、定期的に評価することで、支援が必要となった時に関係機関につなげられるようにすることを目指しています。また、定期的に評価することで、改善や悪化、再発などに関連する要因を明らかにすることができます。

このような研究は世界でも極めて稀であるといえます。本研究から得られた知見は、世界的にみても学術的に重要度が高いと自負しています。また、日本はたいへん自然災害の多い国です。激甚災害と指定されたものは、過去5年でなんと20以上にのぼっているのです。

東日本大震災を含め、日本は大災害に苦しめられ続けており、残念ながら今後も災害に遭遇する可能性は高いと考えられます。そのため、弱い立場に置かれた子どもたちや家族が苦難に直面することは容易に予想されます。だからこそ、本研究のように、大災害後において誰に、どのような支援をするかという実践的知見を蓄積することがとても重要なのです。

研究の全体構想

図4-2は研究全体の構想を、図4-3はどのように研究対象者が選ばれてきたかを示しています。東北3県の甚大被災地の子ども、保護者、保育所、幼稚園、行政の協力を得て、223人の子どもたちとその保護者を対象に研究が始まっています。

評価尺度について

① 対子ども（ベースライン調査）
　・絵画語彙検査
　・WPPSI＜絵画完成＞＜積木模様＞
　・K-ABC＜数唱＞＜語の配列＞＜手の動作＞
　・グッドイナフ人物画知能検査

図4-2　研究の構想

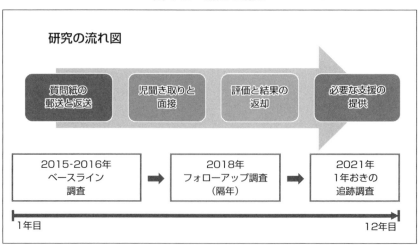

図4-3 研究対象者の選定

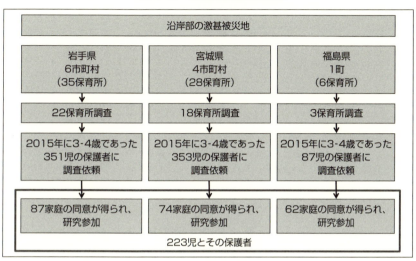

② 対保護者（ベースライン調査）
- 保護者のPTSD：IES-R
- 保護者のメンタルヘルス：K6、BDI-Ⅱ
- 子どものPTSD評価：Parent Report of the Child's Reaction To Stress（Jones, R.T., Fletcher, K., & Ribb D.R., 2002）をもとに作成
- 子どもの問題行動：SDQ（Strengths and Difficulties Questionnaire）
- 子どもの問題行動：CBCL（Child Behavior Checklist）（Achenbach, 1991; Togasaki & Sakano, 1998）
- 日本語版M-CHAT（乳幼児自閉症チェックリスト）
- 保護者の社会関係（ソーシャルキャピタル、社会的ネットワーク、社会的サポート）
- 生活習慣、居住環境、経済状況
- 幸福感（WHO26）
- 外傷後の成長尺度（Posttraumatic Growth Inventory：PTGI）

・保護者の対人関係スタイル：The Relationship Questionnaire（RQ）
③　対保育士（ベースライン調査）
　　・子どもの問題行動：SDQ（Strengths and Difficulties Questionnaire）
　　・子どもの問題行動：CBCL（Child Behavior Checklist）

研究協力者について

　協力団体は以下のとおりです。
・岩手県：岩手医科大学／いわて子どものケアセンター
・宮城県：みやぎ心のケアセンター
・福島県：福島大学子どものメンタルヘルス支援事業推進室
　これらの組織には、児童精神科医である研究分担者のほかに、臨床心理士や社会福祉士、行政担当者らが含まれており、まさに多職種連携チームとなっています。組織の中心で活動している何人かの先生方に、本書のコラムもお願いしています。
　実は、本研究はすべてボランティアの協力によって担われています。したがって、本来の業務以外の時間に検査や面接、データの整理をやっていただいており、それに対する報酬は一切ありません。まさに手弁当による研究なのです。研究代表者や分担者は当然としても、協力者に対してもその待遇はあんまりだと思われるかもしれません。実際、私もそう思います。このような重要な研究が手弁当で実施されていること自体、奇跡的だと思いますが、それはリーダーである研究代表者および分担者の熱意と、それに応えてくださる各県のスタッフのご理解のお陰なのです。
　ちなみに、本研究は科学研究費補助金基盤研究Cと、公益財団法人三菱財団平成28年度助成事業から研究費の助成をいただいています。

2 研究の進捗状況とこれまでの研究結果

これまでの進捗状況

　表4-1は、2017（平成29）年5月時点で本研究に参加してくださった子どもとその保護者の内訳です。岩手県87名、宮城県74名、福島県62名の子ども、そしてほぼ同数の保護者の方々にご協力いただきました。

　それぞれの平均年齢は約5歳と約35歳でした。さらに、子どもが通園している保育所や幼稚園の担任（保育士等）にもご協力いただき、上記で説明した評価尺度を実施しています。

　子ども本人、保護者、そして保育士等に対して、これほど丁寧にか

表4-1　子どもと保護者の情報

	子ども			保護者		
県	岩手	宮城	福島	岩手	宮城	福島
男児（男性）	47	39	33	4	4	3
女児（女性）	40	35	29	79	70	59
計	87	74	62	83	74	62
年齢＊1（平均±標準偏差）	57.9±7.4	59.1±5.4	58.5±5.4	35.0±5.6	36.2±5.09	32.4±5.2
3県合計　平均年齢	58.5±6.5			34.7±5.5		
F値	0.7, n.s.（有意差なし）			8.9, p＜0.01（有意差あり）		
多重比較				福島＜岩手、宮城 ※福島県の保護者の年齢が他の2県よりも低い。		
災害時に懐妊中（％）				18 (21.4)	25 (33.8)	10 (25.0)

＊1　子どもは月齢、大人は年齢

つ包括的に評価を実施した研究は極めて稀であるといえます。そうした意味でも本研究を継続し、支援が必要な子どもに介入を実施して経過を観察していくことで、これまでにない知見をもたらすことが期待できます。

研究結果の紹介

子どもの認知発達について

表4-2は、対象児の認知発達の結果を示しています。WPPSIというウェクスラー式認知検査幼児版の「絵画完成」という検査では、評価得点の平均値が8.8、「積木模様」という検査では8.1でした。この検査の平均値は10.0になっています。つまり、平均から1.2〜1.9も低い結果だったのです。さらに、KABCという個別の認知発達検査から「数唱」「語の配列」「手の動作」という3つの検査を実施しました。その結果、それぞれの評価得点は8.6、8.4、8.6でした。こちらも平均値は

表4-2 対象児の認知発達の結果

		岩手		宮城		福島		トータル			多重比較
		(M)平均	(SD)標準偏差	(M)平均	(SD)標準偏差	(M)平均	(SD)標準偏差	(M)平均	(SD)標準偏差	F値もしくはχ^2値	
WPPSI	絵画完成	8.6	3.5	8.5	3.2	9.6	3.1	8.8	3.3	3.0	
	積木模様	7.3	2.8	8.9	3.4	8.4	2.7	8.1	3.1	6.1*	岩手<宮城
KABC	数唱	8.1	2.9	9.0	3.4	8.9	3.3	8.6	3.2	1.7	
	語の配列	8.4	3.2	8.3	2.8	8.6	3.6	8.4	3.2	0.2	
	手の動作	8.4	2.9	8.2	3.2	9.4	3.1	8.6	3.1	2.8	
絵画語彙検査	標準化得点	8.9	3.2	9.1	3.4	8.6	2.7	8.9	3.1	0.4	
	正答数	19.3	9.3	20.7	10.8	18.8	8.5	19.7	9.6	0.7	
	発達年齢	52.3	13.3	53.5	15.8	50.4	12.4	52.2	14.00	0.8	

＊p＜0.05（岩手県の子どもの得点が宮城県の子どもよりも有意に低い）

10.0になっていますので、1.5程度低い結果となりました。

　このような検査は、平均が10、標準偏差が1.5になるように標準化されています。よって、3県の子どもの平均的な認知発達は1標準偏差（簡単に言うと数か月程度）遅れているという結果でした。

　次に、PVT-R絵画語彙発達検査の結果です。この検査は以下のような、2点の特徴があります。

・言語の理解力のなかでも、特に基本的な「語彙の理解力」の発達度を短時間に正確に測定できる。
・4コマの絵の中から、検査者のいう単語に最もふさわしい絵を選択させるという、分かりやすい手法を採用している。

　幼児期の語彙力の発達はさまざまな要因の影響を受けます。よって、我々は他の発達検査とともに、この検査結果に注目していました。評価得点の結果は8.9（これも標準得点が10.0、標準偏差が1.5です）、平均の語彙発達年齢は52.2か月（4.4歳）でした。生活年齢の平均が約5歳ですから、全体として8か月程度遅れていることがわかりました。

　今回の対象児の発達検査でわかったことは以下のとおりです。

・標準化された認知発達検査結果によると、平均よりも数か月程度認知発達が遅れている。
・絵画語彙発達検査の結果、生活年齢は8か月程度遅れている。
・「積木模様」や「語の配列」といった、視覚性および聴覚性短期記憶課題において不得意さが認められた。
・3県において大きな差は認められなかった。

　なぜ、甚大被災地の子どもたちの認知発達にやや遅れがみられたのでしょうか？　また、この結果をどのように評価すればよいのでしょうか？　我々は以下のように考えています。

　第1に、やはり震災による生活の不安定さが影響しているのではな

いかということです。研究に参加していただいた家族のなかには、津波で家を流されたり、親族が亡くなったり、けがをしたりという、通常ではあり得ないような体験をした人も少なくありませんでした。実際に、福島第一原発の近くの被災地に住む人々は、震災に加えて、原発事故の影響をまともに被ることになりました。長期間の避難所の生活だけでも相当なストレスだと思われますが、震災後の後片付けや事務的な処理に忙殺されるうえに、先の見えない状況に対するストレスは想像を超えます。子どもたちは、そのような状況を過敏に察知してきたのではないでしょうか。先にも述べたように、震災後に出生した子どもたちに落ち着かない子どもが多いという保育士等の悲痛な声を、この結果は一部裏付けたといえるのかもしれません。

　第2に、他の検査結果よりも語彙発達に遅れが顕著であったことから、今後の対象児の言語発達に注目すべきだということです。発達検査結果に固定的な要素はほとんどありません。言い換えれば、発達によって検査結果が大きく変化することはよくあるのです。

　幸い、本研究では2年に1回程度検査を継続していくことになっています（15歳時まで追跡する予定です）。つまり、今回の対象児の認知発達検査結果は良好とは言い難いのですが、震災後の家族や地域の生活が少しずつ安定し落ち着くことによって、子どもたちの認知発達も良好に変化する可能性があります。特に言語発達は周囲の環境に大きく影響されますので、復興とともに、そして安定的な発達を背景に、語彙力の向上が期待されます。本研究ではそういった現象を科学的に検証したいと考えています。

　第3は、やや専門的な視点で説明します。視覚性および聴覚性短期記憶の課題で困難がみられたことについてです。これらは主に脳の前頭葉が中心となって処理する能力で、専門用語でワーキングメモリと

いいます。発達障害である注意欠如・多動症（ADHD）や自閉スペクトラム症（ASD）で共通するのは、ワーキングメモリの弱さであるといわれています（Matsuura et al. 2014;Matsuura et al. 2014）。保育士等が、落ち着かない子どもたちを見て発達障害かもしれないと感じたのは、このワーキングメモリの弱さが園生活のなかで顕著に現れたのかもしれません。

　ワーキングメモリの能力も発達の推移によって改善することが報告されており（Dentz et al. 2017;Gray et al. 2012;van Dongen-Boomsma et al. 2014）、対象児のワーキングメモリにおける今後の発達を注意深く見ていく必要があると思います。

　第4に、3県で調査結果にほとんど差がなかったのは注目すべき事実だと思います。本研究は東北3県の甚大被災地の保育所や幼稚園を対象としていますので、これらの被災地の子どもの発達が近似していることは、我々の仮説を裏付けるものでした。

保護者のメンタルヘルスについて
　表4-3は、148名の保護者に面接し、「何らかの精神疾患の徴候が認められるか。また何らかの精神疾患のおそれがあるか」を評価したものです（やや専門的になりますが、精神疾患簡易構造化面接法（M.I.N.I.）といいます）。面接者は、精神医学を専門とする精神科医および臨床心理士です。

表4-3　保護者のメンタルヘルス（何らかの精神的問題）
専門の医師および臨床心理士による、構造化面接（M.I.N.I.Ver.6.0）

(%)

		岩手	宮城	福島	3県合計
M.I.N.I.	非該当	59.8	71.6	66.1	65.4
	該当	40.2	28.3	33.9	34.6

何らかの疾患を疑われる保護者の割合は、平均で約35％でした。これは、一般的な調査結果から見て非常に高い数値です。概観しても多様な精神疾患が疑われることがわかります。アルコール依存が7名、自殺企図（自殺しようと考えたことがある）が9名、過去のうつ病エピソードが7名でした。一時的な躁病エピソード（一時的に病的なほどハイテンションになってしまう状態）も6名でした。

これらは、震災の影響を少なからず受けた結果ではないかと考えられます。また、この調査結果でも東北3県での違いは認められませんでした。

図4-4は、保護者の精神状態を評価する、いくつかの質問紙の結果です。

K6とは、こころの健康を測定する尺度で、5点以上でこころに何らかの負担を抱えている状態であると評価できます。こちらも3県の平均で、約35％の保護者がそのような状態に該当していました。同様に、BDI-Ⅱはうつ病の評価に使用されます。こちらも約35％の保護者が臨床域と判断されました。不安やうつの徴候で両方とも要支援（もしくは要治療）が35％程度であるという結果は、偶然の一致とは思え

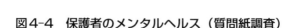

図4-4　保護者のメンタルヘルス（質問紙調査）

K6（不安評価）、BDI-Ⅱ（うつ病評価）、IES-R（トラウマストレス評価）

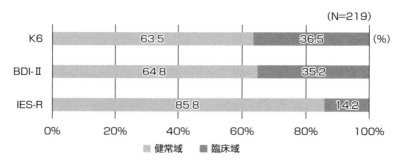

ません。ただし、トラウマストレスを評価するIES-Rという尺度では、治療を必要とする割合は約15％でした。既に震災後5年を経過しているので、ストレスに関しては少しずつ減衰しているのかもしれません。

保護者と面接をして感じるのは、専門家の立場からみると相当しんどい状態であるにも関わらず、医療機関等に係属しているケースは例外的であるという事実です。多くの場合、就労や経済面、子どもの養育や介護など、複数の問題を抱えて疲弊しているのに、相談すら消極的であることが珍しくありません。「周りのみんなも大変なのだから、自分も頑張らないと」とか、「相談して皆さんに迷惑をかけたら申し訳ない」と考える人が多いようです。決して、地域のつながりが弱いわけではないのですが、東北地方独特の文化も多少影響しているのかもしれません。

保護者の精神衛生状態（メンタルヘルス）は、子どもの認知発達や、行動や情緒の問題と密接に関連することがわかっています（山形他 2006；菅原 2004；菅原他 1999；菅原他 2000）。保護者のメンタルヘルスと、子どもの言語発達の関連を分析した結果が、図4-5です。先

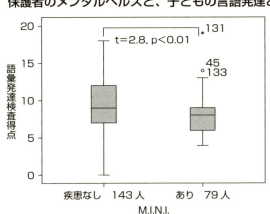

図4-5 保護者のメンタルヘルスと、子どもの言語発達との関連

ほど説明したM.I.N.I.で精神疾患があるかどうかを調べたところ、「なし群」が143名（図の左）であり、「あり群」が79名（図の右）でした。「あり群」では子どもの語彙発達が有意に遅れていたのです。

同様に、K6での評価で臨床域（右側）と評価された保護者の子どもは、通常域（左側）と評価された保護者の子どもと比較して、行動や情緒の問題（CBCLで評価）を抱えやすいこともわかりました（図4-6）。

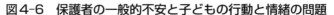

図4-6　保護者の一般的不安と子どもの行動と情緒の問題

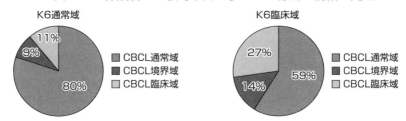

$\chi^2=11.9$, $p=0.003$（統計学的に有意）
・一般的な不安を抱えている保護者の子どもでは、行動や情緒に何らかの問題を持っている割合が高かった。
・保護者の生活上の不安は子どもの行動や情緒に影響している可能性がある。

図4-7　子どもの行動と情緒の問題と保護者の抑うつ特性

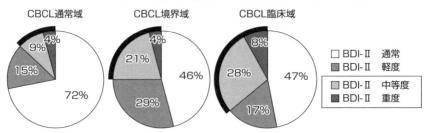

$\chi^2=16.9$, $df=6$, $p=0.10$（統計学的に有意）
・子どもの状態（行動と情緒の問題）から見ると
　通常域（CBCL）で、保護者の抑うつ症状ありが13％
　臨床域（CBCL）で、保護者の抑うつ症状ありが36％
・どちらが原因で結果かは不明だが、関連はあると思われる。

逆に、子どもの行動と情緒の問題を基盤に調べてみました（図4-7）。左は通常域、真ん中は境界域、右は臨床域です。円グラフの黒い部分は、抑うつ傾向が強い保護者の割合を示しています。右側の子どもの状態が悪化するにしたがって、保護者の抑うつ特性も高くなるという関係が明瞭に見てとれます。

　さまざまな要因が、子どもの語彙発達や行動や情緒に影響しますので、保護者のメンタルヘルスだけが影響したと考えるのは早計です。しかしながら、この結果に我々は特別な関心を払っています。なぜなら、子どもや保護者への支援を継続していくなかで、保護者のメンタルヘルスの改善が、子どもの語彙発達、行動や情緒に良好な影響をもたらすかもしれない、という仮説を持っているからです。もちろんその逆もあり得ます。現在でも被災地の人たちには大変な状態が続いているけれど、長期間の多面的なサポートによって、確実に状況は良くなると期待しています。震災復興と歩調を合わせ、子どもの発達や保護者のメンタルヘルスに良好な好循環を形成していけるのではないか、我々の願いはまさにそこにあるのです。

　また、震災5年後の調査でもこのような深刻な状態が示されたことについて、我々は驚くとともに、今後の支援の継続性の重要性を再認識したのです。

研究からわかったこと

セーフティネットとしての保育所や幼稚園、学校の重要性

　セーフティネットは、「安全網」と訳され、網の目のように救済策を張ることで、全体に対して安全や安心を提供するための仕組みのことであり、いわば社会保障の一種であると考えられています。

我々の研究の着想が、保育所の保育士等の気づきや訴えから得られたように、現場の先生方は状況の変化に敏感で、しかも何とか対応しようと常に全力で取り組まれています。それは、全国津々浦々の教育機関の先生に共通しているといえるでしょう。そんな先生たちに救われた子どもはたくさんいるのです。

　医療や教育の専門家として、「学校」が果たすセーフティネットの重要性を痛感するケースは枚挙にいとまがありません。本研究では、子どもや保護者への直接的な支援や介入を目的としていますが、学校や先生方への支援も重要な要素になると考えています。

アウトリーチの重要性

　医療や福祉の従事者が、要治療・要支援者のところへ直接的に出向いて、心理的なケアとともに必要とされる医療や支援に取り組むことを、「アウトリーチ」といいます。近年このような取組みが注目されています。本研究もまさにアウトリーチ型介入研究といえるでしょう。220名以上の子どもとその保護者にご協力いただいています（合計440名以上）が、この研究を始めるまで、これだけたくさんの要治療・要支援者が存在するとは想像していませんでした。

　一方で、本研究の対象者ではないけれども、支援が必要な方々はまだたくさんいらっしゃるはずです。我々はいまだにそのような人々に必要な支援を提供できていません。だからこそ、アウトリーチの重要性を再認識しています。

希望が持てる研究に

　我々は被災地への継続的な支援の必要性を訴えるため、きちんとし

た数値を示して重要な問題点を明らかにしようとしています。しかしそうすると、ネガティブな面が強調されすぎる弊害が生じます。前述のように、我々の目的は、「継続的支援と介入によって、どのような改善がもたらされるのか」という、回復メカニズムの探求なのです。

220名以上の子どもたちのなかで、丁寧な面接と評価によって今後支援が必要であると判断されたのは、約3割です。そしてそれらの子どもたちに対する治療、保護者に対する支援、両方へのアプローチは既に始まっています。発達に問題を抱える子どもに対する早期発見・早期介入の効果は、多くの研究結果によって確かめられています（Cidav et al. 2017；Green et al. 2017；Piccininni et al. 2017；花井他 1985；土屋 2012）。

早期発見され適切な支援を受けた子どもたちは、今後どのような発達軌跡を描いていくのでしょうか。楽観はできませんが、今我々ができることを、たくさんの協力者の援助を受けて継続していくことで、未来を変えることができるかもしれません。いわば本研究は、未来への投資なのです。

参考文献

●第4章

Cidav, Z., Munson, J., Estes, A., Dawson, G., Rogers, S., & Mandell, D.,"Cost Offset Associated With Early Start Denver Model for Children With Autism", *J Am Acad Child Adolesc Psychiatry*, Vol.56, No.9, 2017, pp.777-783. doi:10.1016/j.jaac.2017.06.007.

Dentz, A., Guay, M. C., Parent, V., & Romo, L.,"Working Memory Training for Adults With ADHD", *J Atten Disord*, 2017. 1087054717723987. doi:10.1177/1087054717723987.

Gray, S. A., Chaban, P., Martinussen, R., Goldberg, R., Gotlieb, H., Kronitz, R., Hockenberry, M., & Tannock, R.,"Effects of a computerized working memory training program on working memory, attention, and academics in adolescents with severe LD and comorbid ADHD: a randomized controlled trial", *J Child Psychol Psychiatry*, Vol.53, No.12, 2012, pp.1277-1284. doi:10.1111/j.1469-7610.2012.02592.x

Green, J., Pickles, A., Pasco, G., Bedford, R., Wan, M. W., Elsabbagh, M., British Autism Study of Infant Siblings (BASIS) Team et al.,"Randomised trial of a parent-mediated intervention for infants at high risk for autism: longitudinal outcomes to age 3 years", *J Child Psychol Psychiatry* Vol.58, No.12, 2017. doi:10.1111/jcpp.12728.

Hansel, T.C., Osofsky, J.D., Osofsky, H.J., & Friedrich, P., The effect of long-term relocation on child and adolescent survivors of Hurricane Katrina, *J Trauma Stress*, Vol.26, No.5, 2013, pp.613-620. doi:10.1002/jts.21837.

Lai, B.S., Tiwari, A., Beaulieu, B.A., Self-Brown, S., & Kelley, M.L.,"Hurricane Katrina:Maternal Depression Trajectories and Child Outcomes", *Curr Psychol*, Vol.34, No.3, 2015, pp.515-523. doi:10.1007/s12144-015-9338-6.

Matsuura, N., Ishitobi, M., Arai, S., Kawamura, K., Asano, M., Inohara, K., Kosaka, H., et al.,"Effects of methylphenidate in children with attention deficit hyperactivity disorder: a near-infrared spectroscopy study with CANTAB®", *Child Adolesc Psychiatry Ment Health*, Vol.8, No.1, p.273, 2014. doi:10.1186/s13034-014-0032-5.

Matsuura, N., Ishitobi, M., Arai, S., Kawamura, K., Asano, M., Inohara, K., Kosaka, H., et al.,"Distinguishing between autism spectrum disorder and attention deficit hyperactivity disorder by using behavioral checklists, cognitive assessments, and neuropsychological test battery", *Asian J Psychiatr*, Vol.12, 2014, pp.50-57. doi:10.1016/j.ajp.2014.06.011.

Pfefferbaum, B., Weems, C. F., Scott, B. G., Nitiéma, P., Noffsinger, M. A., Pfefferbaum, R. L., Varma, V.,

Chakraburtty, A., "Research Methods in Child Disaster Studies: A Review of Studies Generated by the September 11, 2001, Terrorist Attacks; the 2004 Indian Ocean Tsunami; and Hurricane Katrina", *Child Youth Care Forum*, Vol.42, No.4, 2013, pp.285-337. doi:10.1007/s10566-013-9211-4.

Piccininni, C., Bisnaire, L., & Penner, M., "Cost-effectiveness of Wait Time Reduction for Intensive Behavioral Intervention Services in Ontario, Canada", *JAMA Pediatr*, Vol.171, No.1, 2017, pp.23-30. doi:10.1001/jamapediatrics.2016.2695.

van Dongen-Boomsma, M., Vollebregt, M. A., Buitelaar, J. K., & Slaats-Willemse, D., "Working memory training in young children with ADHD: a randomized placebo-controlled trial", *J Child Psychol Psychiatry*, Vol.55, No.8, 2014, pp.886-896. doi:10.1111/jcpp.12218.

Weems, C. F., & Overstreet, S., "Child and adolescent mental health research in the context of Hurricane Katrina: an ecological needs-based perspective and introduction to the special section", *J Clin Child Adolesc Psychol*, Vol.37, No.3, 2008, pp.487-494. doi:10.1080/15374410802148251.

菅原ますみ「前方向視的研究からみた小児期の行動異常のリスクファクター：発達精神病理学的研究から（特集 発達障害の今日的課題）」『精神保健研究』第17号, 2004, pp.7-15

菅原ますみ, 北村俊則, 戸田まり, 島悟, 佐藤達哉, 向井隆代「子どもの問題行動の発達：Externalizingな問題傾向に関する生後11年間の縦断研究から」『発達心理学研究』第10巻第1号, 1999, pp.32-45。doi:10.11201/jjdp.10.32.

菅原ますみ, 眞榮城和美&小泉智恵他「青年前期における不適応行動の出現と家族ダイナミクスとの関連──生後15年間の縦断研究から」『研究助成論文集』第36号, 2000, pp.96-102

土屋賢治「自閉症スペクトラムの早期診断と出生コホート研究（特集 発達障害の早期発見・早期療育）──（発達障害の早期発見・早期療育：わが国の現状）」『そだちの科学』第18号, 2012, pp.22-31

花井敏男・楢崎修・坂本亘司「福岡こども病院からみた発達障害児の早期発見・早期療育の現状」『小児保健研究』第44巻第4号, 1985, pp.438-442

山形伸二・菅原ますみ・酒井厚・眞榮城和美・松浦素子・木島伸彦他「内在化・外在化問題行動はなぜ相関するか」『パーソナリティ研究』第15巻第1号, 2006, pp.103-119。doi:10.2132/personality.15.103.

索引

英字

- ADHD ····· 86
- ASD ····· 47,50
- CTG ····· 11
- DPAT ····· 67
- DSM ····· 50
- K-ABC ····· 170
- M.I.N.I. ····· 180
- PARS ····· 46
- PFA ····· 115
- PFA for Children ····· 115,119
- PTSD ····· 8,11
- PVT-R 絵画語彙発達検査 ····· 175
- SSW ····· 43
- TF-CBT ····· 5,12
- TF-CBT for CTG ····· 10
- TIC ····· 40,41
- WPPSI ····· 170

あ

- あいまいな喪失 ····· 107,112
- アウトリーチ ····· 182
- アサーティブ ····· 163
- アタッチメントシステム ····· 34,35
- アドレナリン ····· 35
- アンガーマネジメント ····· 163
- 安全基地 ····· 35
- 生き残り罪責感 ····· 102,106
- 易刺激性 ····· 56
- いじめの構造 ····· 141
- いじめの定義 ····· 142
- いじめの四層構造 ····· 145
- いじめ防止対策推進法 ····· 142
- いわてこどもケアセンター ····· 4,60
- ウェクスラー式認知検査 ····· 174

か

- 回避症状 ····· 15

解離	40,41
解離性障害	41
カウンセリング	40
過覚醒	30,75
過覚醒症状	15
過覚醒状態	56
学習障害	140
過剰適応	81,146
仮設住宅	151
仮設避難所	151
学校医	125
学校いじめ防止基本方針	144
学校いじめ防止等対策組織	144
学校・家庭との連携	132
過敏	56
釜石子どものこころのケアセンター	60
感覚特異性	56
奇跡の一本松	21
急性ストレス反応	69,71
強迫行為	92
緊急スクールカウンセラー等派遣事業	85
緊張状態	30
グッドイナフ人物画知能検査	170
グリーフケア	112
グリーフワーク	112
気仙子どものこころのケアセンター	60
限局性学習症	140
公益財団法人日本ユニセフ協会	79
公益社団法人セーブ・ザ・チルドレン・ジャパン	119
攻撃性	54,57
行動化	38
興奮状態	35
合理的配慮	136
呼吸法	79
こころの授業	162
子ども食堂	91
子どもにやさしい空間	79
子どもの外傷性悲嘆	10

子どものための心理的応急処置	115
子どものトラウマ	157
子どものPTSD	13,20
誤認知	92
コホート調査	62

さ

災害派遣精神医療チーム	67
サイコロジカル・ファーストエイド	115
再体験症状	15
サバイバーズギルト	102,106
支援者への支援	151
児童精神科医療	3
自閉症特性の評定尺度	46
自閉スペクトラム症	47,50
修復的対話	144
情動コントロール困難	54
自律神経症状	49
神経発達	88
神経発達症群	88,140
身体化	39
身体表現性障害	148
心的外傷後ストレス障害	8,11
心的外傷性悲嘆	8,11,16
侵入症状	15
心理教育	116
心理的応急処置	115
睡眠時驚愕症	31
睡眠障害	31
スクールカウンセラー	43,81
スクールソーシャルワーカー	43,100,101
ストレスホルモン	35
生活弱者	166
精神疾患の診断・統計マニュアル	50
精神的回復力	156
精神療法	40
生体防御反応	34
セーブ・ザ・チルドレン	115

セーブ・ザ・チルドレン・ジャパン	119
セーフティネット	181

た

退行	69
対人不信	54
多職種連携	61
遅発性 PTSD	13,19
注意欠如・多動症	86
治療者の内在化	19
適応行動	161
適応的再演	24,27,52,75,127
特別支援コーディネーター	125
トラウマ	12,41,56
トラウマインフォームドケア	17,40,41
トラウマティック	11
トラウマティックストレス	12
トラウマナラティブ	25
トラウマ反応	11
…の行動化	36
…の身体化	13
トラウマフォーカスト認知行動療法	5,12
トリガー	42

な

日本ユニセフ協会	79
認知特性	56
認知や気分の陰性の変化	15

は

バーンアウト	151,154
バイオ-サイコ-ソーシャルモデル	155
箱庭療法	112
発達障害	136,140
発達障害特性	54
パニック	57
反応性の異常	15
東日本大震災津波子どものこころのケア推進プロジェクトチーム	4

否定的自己観	54
フードバンク	91
複雑性悲嘆	8
腹式呼吸	78
不適応症状	56
不登校	49, 146
…の分類	150
フラッシュバック	8
プレイセラピー	131
分離不安	49
ペアレント・プログラム	160
保護者支援	58
母子密着	49
ポスト・トラウマティック・プレイ	20, 24, 27, 127
ホロコースト	106

ま

マジカル・シンキング	135
みやぎ心のケアセンター	68
宮古子どものこころのケアセンター	4
メンタルヘルス	2, 179
燃え尽き（バーンアウト）症候群	151, 154

や

夜驚症	28, 31
養護教諭	125
抑うつ状態	15

ら

レクリエーション	121
レジリエンス	42, 156

わ

| ワーキングメモリ | 176 |

おわりに

　中心となる3人の先生方の構想が固まりつつあった2013（平成25）年の初夏の頃、私に協力依頼の電話がありました。研究構想の説明を聞いて興奮が収まらなかったのを覚えています。「何とか被災地の子どもたちを助けたい」「復興の力になりたい」という熱い想いがみなぎっていたからです。復興の第一線で苦闘されていた先生方ならではの使命感を強く感じました。私事ながら、自身も教員時代に阪神・淡路大震災を経験しました。このような機会が巡ってきたことに運命的なものを感じました。

　早いもので東日本大震災から7年が経ちました。当初は本研究がここまで発展するとは誰も予想していなかったと思います。よく考えてみれば、220名以上の子どもを12年にわたって追跡調査するなんて、ちょっと現実離れした構想じゃないかと気づいたのです。人手もないし、お金もないし、そもそもどうやって対象となる子どもを集めるの？ 会議では喧々諤々の議論が続きました。

　難題が山積する会議内容と相反して、不思議なことに、「これはどうしても解決できないだろう」という課題がいつの間にか解決され、割と順調に（それはそれは大変でしたが）進捗してきました。八木先生の瑞々しくも強力なリーダーシップ、福地先生の語り口爽やかな説得、桝屋先生の何とも穏やかな笑顔と親しみやすさが奏功したといえるでしょう。自分自身も含め、絶妙のメンバー構成だったのかもしれません。

　しかしながら主要メンバー4人の多忙さには閉口します。ただでさ

え通常の臨床業務や付随する仕事でも目が回るくらいなのに、本研究の調査は土日に実施しますから、一定期間の休日は全滅といった感じです。それなのに、年間いくつもの学会発表やシンポジウムを開催しますので、それらの打ち合わせや原稿準備で、まさに自分の首を自分で絞めている状況なのです。現在はメンバー間に戦友のようなシンパシーが生まれ、お陰で強い絆が形成されています。

　最後になりましたが、何より本研究にご協力いただいた子どもたちと保護者の皆様、保育所・幼稚園の先生方にこころより感謝申し上げます。行政担当者の方々、関係機関の先生方にも深謝申し上げます。皆様のご協力がなければ、本研究は成立していませんでした。そして3県のセンターおよび大学で協力いただいたスタッフの皆さんには、適切な御礼の言葉が見当たりません。本当にありがとうございました。

2018年11月

三重大学教育学部　松浦直己

編著

松浦 直己（まつうら・なおみ）：第4章

三重大学教育学部特別支援教育特別支援（医学）分野教授、福井大学こどものこころの発達研究センター客員教授。博士（学校教育学、医学）。1992年神戸大学教育学部卒業。神戸市公立小学校教諭を15年ほど経験。その後、奈良教育大学特別支援教育研究センター、東京福祉大学を経て2016年より現職。訳書『犯罪学ハンドブック』（明石書店）、著書に『非行・犯罪心理学―学際的視座からの犯罪理解』（明石書店）、『教室の「困っている子ども」を支える7つの手がかり―この子はどこでつまずいているのか？』（共著、明石書店）、『教室でできる気になる子への認知行動療法―「認知の歪み」から起こる行動を変える13の技法』（中央法規出版）など。

執筆者（執筆順）

八木 淳子（やぎ・じゅんこ）：第1章

岩手医科大学いわてこどもケアセンター（児童精神科クリニック）副センター長・医学部神経精神科学講座講師。医学博士。精神科専門医・子どものこころ専門医。1993年福島県立医科大学医学部卒業。宮城県子ども総合センター、盛岡少年刑務所・少年院、もりおかこども病院などを経て2013年より現職。トラウマフォーカスト認知行動療法（TF-CBT）LC研究会共同代表。トラウマフォーカスト認知行動療法認定アジア地域トレーナーとして、本治療法の普及・啓発に精力的に取り組む。主な著書に『災害時のメンタルヘルス』（共著、医学書院）など。

福地 成（ふくち・なる）：第2章

公益社団法人宮城県精神保健福祉協会みやぎ心のケアセンター副センター長。医学博士。精神科専門医・子どものこころ専門医。2001年弘前大学医学部卒業。青森県立中央病院小児科、北海道こども心療内科氏家医院、東北福祉大学せんだんホスピタルなどを経て2012年より現職。公益社団法人セーブ・ザ・チルドレン・ジャパンの外部アドバイザー。主な著書に『東日本大震災―小児科医の足跡』（共著、一般社団法人小児科学会）、『災害時のメンタルヘルス』（共著、医学書院）など。

桝屋 二郎（ますや・じろう）：第3章

東京医科大学茨城医療センター精神科長・准教授。福島大学子どものメンタルヘルス支援事業推進室客員教授。医学博士。1998年東京医科大学卒業。関東医療少年院医務課長などを経て2016年より現職。児童精神科医として非行少年や被災した子どもたちの支援に関わっている。主な著書に『こころに寄り添う災害支援』（分担執筆、金剛出版）、『注意欠如・多動症―ADHD―の診断・治療ガイドライン第4版』（分担執筆、じほう）など。

被災地の子どものこころケア
東日本大震災のケースからみる支援の実際

2018年11月30日 発行

編　著　松浦直己
著　者　八木淳子・福地成・桝屋二郎
発行者　荘村明彦
発行所　中央法規出版株式会社
　　　　〒110-0016
　　　　東京都台東区台東 3-29-1 中央法規ビル
　　　　営　業　TEL 03-3834-5817　FAX 03-3837-8037
　　　　書店窓口　TEL 03-3834-5815　FAX 03-3837-8035
　　　　編　集　TEL 03-3834-5812　FAX 03-3837-8032
　　　　https://www.chuohoki.co.jp/

本文イラスト　小川香織（いわてこどもケアセンター）
装丁・本文デザイン　タクトデザイン事務所
装丁イラスト　武曽広幸
印刷・製本　株式会社アルキャスト

ISBN978-4-8058-5779-3

定価はカバーに表示してあります。
落丁本・乱丁本はお取り替えいたします。

本書のコピー、スキャン、デジタル化等の無断複製は、著作権法上での例外を除き禁じられています。また、本書を代行業者等の第三者に依頼してコピー、スキャン、デジタル化することは、たとえ個人や家庭内での利用であっても著作権法違反です。